国家卫生健康委员会"十三五"规划教材

全国高等职业教育教材

供放射治疗技术专业用

放射治疗计划学

U0292831

主　编　何　侠　尹　勇

副主编　吴君心　邢国胜

编　者（以姓氏笔画为序）

尹　丽（江苏省肿瘤医院）

尹　勇（山东省第一医科大学附属肿瘤医院）

邢国胜（河南医学高等专科学校）

巩贯忠（山东省第一医科大学附属肿瘤医院）

吴君心（福建医科大学附属福建省肿瘤医院）

何　侠（江苏省肿瘤医院）

张　伟（烟台毓璜顶医院）

曹艳娟（内蒙古科技大学包头医学院）

翟振宇（江苏省肿瘤医院）

人民卫生出版社

·北　京·

图书在版编目（CIP）数据

放射治疗计划学/何侠，尹勇主编. —北京：人
民卫生出版社，2021.11
ISBN 978-7-117-29290-0

Ⅰ.①放… Ⅱ.①何…②尹… Ⅲ.①放射治疗学-
医学院校-教材 Ⅳ.①R815

中国版本图书馆 CIP 数据核字（2019）第 254211 号

| 人卫智网 | www.ipmph.com | 医学教育、学术、考试、健康，购书智慧智能综合服务平台 |
| 人卫官网 | www.pmph.com | 人卫官方资讯发布平台 |

放射治疗计划学
Fangshe Zhiliao Jihuaxue

主　　编：何　侠　尹　勇
出版发行：人民卫生出版社（中继线 010-59780011）
地　　址：北京市朝阳区潘家园南里 19 号
邮　　编：100021
E - mail：pmph @ pmph. com
购书热线：010-59787592　010-59787584　010-65264830
印　　刷：中农印务有限公司
经　　销：新华书店
开　　本：850×1168　1/16　　印张：10.5
字　　数：332 千字
版　　次：2021 年 11 月第 1 版
印　　次：2021 年 11 月第 1 次印刷
标准书号：ISBN 978-7-117-29290-0
定　　价：45.00 元

为深入贯彻十九大及全国教育大会精神,落实《国家职业教育改革实施方案》对高等卫生职业教育改革发展的新要求,服务新时期经济社会发展和"健康中国"战略的实施,人民卫生出版社经过充分的调研论证,组织成立了全国高等职业教育医学影像技术、放射治疗技术专业教育教材建设评审委员会,于2018年启动了医学影像技术、放射治疗技术专业规划教材第四轮修订。

全国高等职业教育医学影像技术专业规划教材第一轮共8种于2002年出版,第二轮共10种于2010年出版,第三轮共11种于2014年出版。本次修订结合《普通高等学校高等职业教育(专科)专业目录(2015年)》新增放射治疗技术专业人才培养的迫切需要,在全国卫生行指委及相关专指委、分委会的全程指导和全面参与下,以最新版专业教学标准为依据,经过全国高等职业教育医学影像技术、放射治疗技术专业教育教材建设评审委员会广泛、深入、全面地分析与论证,确定了本轮修订的基本原则。

1. **统筹两个专业** 根据医学影像技术、放射治疗技术专业人才培养需要,构建各自相对独立的教材体系。由于两个专业的关联性较强,部分教材设置为专业优选或共选教材,在教材适用专业中注明。

2. **对接岗位需要** 对接两个专业岗位特点,全面贴近工作过程。本轮修订对课程体系作了较大调整,将《医学影像成像原理》《医学影像检查技术》调整为《X线摄影检查技术》《CT检查技术》《MRI检查技术》,将《超声诊断学》《核医学》调整为《超声检查技术》《核医学检查技术》,并根据医学影像技术、放射治疗技术专业特点编写了相应的《临床医学概要》。

3. **融合数字内容** 本轮修订充分对接两个专业工作过程与就业岗位需要,工作原理、设备结构、操作流程、图像采集处理及识读等岗位核心知识与技能,通过精心组织与设计的图片、动画、视频、微课等给予直观形象的展示,以随文二维码的形式融入教材,拓展了知识与技能培养的手段和方法。

本套教材共18种,为国家卫生健康委员会"十三五"规划教材,将于2019年秋陆续出版,供全国高等职业教育医学影像技术、放射治疗技术专业选用。

教材目录

序号	教材名称	版次	主编		适用专业	配套教材
1	影像电子学基础	第4版	鲁雯	郭树怀	医学影像技术、放射治疗技术	√
2	临床医学概要		周建军	王改芹	医学影像技术、放射治疗技术	
3	医学影像解剖学	第2版	辛春	陈地龙	医学影像技术、放射治疗技术	√
4	医学影像设备学	第4版	黄祥国	李燕	医学影像技术、放射治疗技术	√
5	X线摄影检查技术		李萌	张晓康	医学影像技术	√
6	CT检查技术		张卫萍	樊先茂	医学影像技术	√
7	MRI检查技术		周学军	孙建忠	医学影像技术	√
8	超声检查技术		周进祝	吕国荣	医学影像技术	√
9	核医学检查技术		王辉		医学影像技术	
10	介入放射学基础	第3版	卢川	潘小平	医学影像技术	√
11	医学影像诊断学	第4版	夏瑞明	刘林祥	医学影像技术、放射治疗技术	√
12	放射物理与防护	第4版	王鹏程	李迅茹	医学影像技术、放射治疗技术	
13	放射生物学		姚原		放射治疗技术	
14	放射治疗设备学		石继飞		放射治疗技术	√
15	医学影像技术		雷子乔	郑艳芬	放射治疗技术	√
16	临床肿瘤学		李宝生		放射治疗技术	
17	放射治疗技术	第4版	张涛		放射治疗技术、医学影像技术	√
18	放射治疗计划学		何侠	尹勇	放射治疗技术	√

第二届全国高等职业教育医学影像技术、放射治疗技术专业教育教材建设评审委员会名单

主 任 委 员

舒德峰　周进祝

副主任委员

付海鸿　李宝生　王鹏程　余建明　吕国荣

秘 书 长

李　萌　窦天舒

委　　员（以姓氏笔画为序）

韦中国　邓小武　田　野　刘媛媛　齐春华　李迅茹
李真林　辛　春　张卫萍　张晓康　张景云　陈　凝
陈　懿　罗天蔚　孟　祥　翁绳和　唐陶富　崔军胜
傅小龙　廖伟雄　樊先茂　濮宏积

秘　　书

裴中惠

数字内容编者名单

主　编　何　侠　尹　勇

副主编　尹　丽　巩贯忠

编　者（以姓氏笔画为序）

马长升（山东省第一医科大学附属肿瘤医院）

王德军（江苏省肿瘤医院）

方正华（江苏省肿瘤医院医联体安庆市第二医院）

尹　丽（江苏省肿瘤医院）

尹　勇（山东省第一医科大学附属肿瘤医院）

叶　峰（江苏省肿瘤医院）

巩贯忠（山东省第一医科大学附属肿瘤医院）

刘宝喜（江苏省肿瘤医院）

孙　涛（山东省第一医科大学附属肿瘤医院）

牟忠德（江苏省肿瘤医院）

李奇欣（福建医科大学附属福建省肿瘤医院）

何　侠（江苏省肿瘤医院）

汪　琪（江苏省肿瘤医院）

张　彬（江苏省肿瘤医院）

张丝雨（江苏省肿瘤医院）

张桂芳（山东省第一医科大学附属肿瘤医院）

陈进琥（山东省第一医科大学附属肿瘤医院）

陈济鸿（福建医科大学附属福建省肿瘤医院）

林秀桐（山东省第一医科大学附属肿瘤医院）

郑佳俊（江苏省肿瘤医院）

高　瀚（江苏省肿瘤医院）

郭　昌（江苏省肿瘤医院）

蒋明华（江苏省肿瘤医院）

韩晶晶（江苏省肿瘤医院）

程燕铭（福建医科大学附属福建省肿瘤医院）

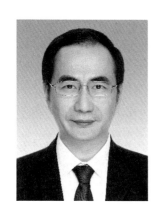

何侠 医学博士、主任医师、教授、博士生导师,江苏卫生健康职业学院医学影像技术专业指导委员会主任委员。江苏省临床重点专科带头人,江苏省放射治疗医疗质量控制中心主任。兼任南京医科大学放射医学系主任/放射治疗教研室主任,江苏省医学会放射肿瘤治疗学分会前任/候任主委,江苏省抗癌协会及江苏省核学会放疗专委会主任委员,江苏生物医学工程学会医学与物理专委会主任委员。主编高等医药院校改革创新教材1部,副主编教材、专著2部,主译论著4部,获南京医科大学学科建设工作"先进个人""扬子江奖教金"等奖项。主持国家自然科学基金及省厅级重点科研项目多项。

寄语:

　　放射治疗技术专业人才是放射治疗得以实施的保障,伴随现代放疗技术学突飞猛进的发展,对放疗技术专业人才也提出了新的要求。培养高素质技能型技术人才,是精准医学新时代背景下的目标,也是我们为之努力的终点。希望你们在成长过程中,提升专业素养,注重新技术的实践及研究探索,逐步成长为专业领域中的佼佼者,努力创造美好的明天。

主编简介与寄语

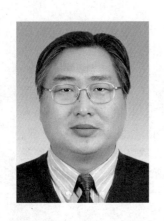

尹勇 二级研究员,博士生导师。山东省泰山学者特聘专家,第十二批济南市专业技术拔尖人才,新疆医科大学天山学者主讲教授,山东省优秀创新团队核心成员。现任中华医学会放射治疗专委会常委、中国抗癌协会放疗专委会常委、中国医师协会放疗医师分会常委兼总干事、中国辐射防护学会放射治疗分会副主任委员、山东省抗癌协会医学物理技术分会主任委员、山东省医学会放射治疗专委会副主任委员。

寄语:

放射治疗计划学是肿瘤精确放疗的核心内容,学好这门课程对提高放疗精度、安全及疗效至关重要。衷心地祝愿各位同学通过本教材的学习能有所收获、有所提升,更好地为我国放射治疗事业的发展与进步贡献力量。

前 言

放射治疗是肿瘤的重要治疗手段之一。近年来,放射治疗技术得到了迅速发展,调强放疗、图像引导放疗及其他新技术方法等,对恶性肿瘤治疗产生了巨大影响。现代放疗技术的发展使精确定位、靶区勾画及给量成为可能,实现控制肿瘤和保证生活质量的双赢。在肿瘤放射治疗整个流程中,放疗计划占有重要地位,是临床放疗方案的具体体现及实施方式。特别是当今技术背景下,计划设计过程中涉及解剖学、医学影像学、物理学、高等数学、计算机科学及人工智能等学科,对专业素养的要求日益增加。如何提高肿瘤放射治疗的精度与安全,是每位从事放射治疗的工作人员必须考虑的问题。作为肿瘤放射治疗的核心学科,放射治疗计划学是现代精确放疗的重要枢纽。

针对当前我国放射治疗技术专业人才培养中缺乏集系统性、基础性、实用性于一体的放射治疗计划设计学教材这一困境,结合高等卫生职业教育专业特点和要求,编写了《放射治疗计划学》一书。在章节的安排和内容的选择上,以基本理论、基本知识和基本技能为主,注重实践,保证实用性。本教材为国家卫生健康委员会"十三五"规划教材,供放射治疗技术专业使用。

本教材内容涵盖医学影像学、放射物理基础知识、常见肿瘤计划设计和评估以及放射治疗计划的验证及质控等,并增设数字融合内容,使读者更加全面和便捷地获得相关知识与信息。本书除可供高等卫生职业院校学生作为教材使用外,还可供放射物理师及致力于放射治疗计划学研究的相关人员参考。

本教材由来自全国范围内多所高校及肿瘤医院的专家共同完成,他们均为一线教学或临床骨干,对所有参与人员及为本书编写提供帮助的同道表示衷心感谢! 书中不当之处,也恳请广大读者给予指正,以便进一步完善。

教学大纲

何 侠 尹 勇

2021 年 10 月

目　录

绪论

　　放射治疗(简称放疗)已成为肿瘤尤其是恶性肿瘤综合治疗中不可缺少的治疗手段之一。放疗在恶性肿瘤治疗的贡献显著,全球约有 70%以上的恶性肿瘤患者在治疗各个阶段接受单疗程或多疗程放疗。肿瘤放疗四大支柱学科分别为临床肿瘤学、放射物理学、医学影像学和放射生物学。四个学科相互依赖、不可分割,共同构建了肿瘤放疗这个大学科。放疗计划学作为放射物理学重要组成部分之一,承担衔接患者模拟定位、计划设计、计划优化、计划评估、计划验证和计划实施等多个环节的桥梁作用,在放疗尤其是现代化肿瘤精确放疗中发挥了不可替代的作用。

　　放疗计划学经历了从二维到三维、四维的发展。具体来说,确定将放疗计划方案的全过程,包括图像输入与处理、治疗方案选择、肿瘤靶区及正常器官组织定义、剂量给定方式的要求、实现形式、计划确认及执行中精度检查、误差分析等。治疗计划学承载着从肿瘤诊断到治疗、从模拟到实践、从计划到治疗的纽带作用,是精确放疗实现有的放矢的利器。临床实践中,放疗计划涉及解剖学(勾画肿瘤靶区及危及器官)、医学影像学(患者解剖信息的采集和数据化)、计算机科学(计划系统软件应用的简便性和稳定性)、放射物理学(构建剂量学模型及剂量计算)、高等数学(计划系统高级优化和剂量算法的设计及应用)等多学科知识。学习了解以上学科中与治疗计划学相关的基础知识,可以保证放疗计划设计的精度和效率,造福肿瘤患者。

　　目前临床常用的三维放疗计划系统如 Eclipse、Pinnacle 及 Monoca 等,这些计划系统在算法及计划评估上各有特点。针对临床常见肿瘤(如脑胶质瘤、鼻咽癌、喉癌、肺癌、食管癌、直肠癌、宫颈癌、前列腺癌等)解剖位置、生物学行为及靶区设置差异,其放疗计划的设计和优化亦各具特点及技巧。其次,近年来大数据平台及人工智能等技术进步,促使放疗计划实现自动设计成为可能,也是未来的研究热点和发展趋势。

(邢国胜)

第一篇 放射治疗计划学基础

第一章 放射治疗中的医学影像成像系统

第一节 图像引导放疗概述

在介绍肿瘤精确放疗中的医学影像成像系统之前,有必要对图像引导放疗(imaging guided radiation therapy,IGRT)的概念予以说明。图像引导放疗是当前肿瘤精确放疗的主要组成部分,也是必不可少的实现方式之一,图像引导放疗的临床效果,已被广大医患所认可。

那么,应当如何定义 IGRT 呢？IGRT 的定义应包括两个部分:先进的成像系统对靶区勾画进行指导;治疗室内成像系统对患者摆位和靶区位置进行验证和矫正。这两个方面就像是一枚硬币的正反两面:如果仅考虑影像系统对靶区勾画的作用就会忽略室内成像技术革新对提高放疗精度的作用;如果仅关注室内成像系统的发展就会忽略影像系统在计划设计过程中的重要性,都不够全面。随着室内 IGRT 技术(与治疗及整合在一起的影像学设备)的发展和实现,二者的区别有望在未来变得不显著。例如,现在放疗新设备磁共振图像引导直线加速器系统。因此,IGRT 的定义应该是应用先进的成像方式,特别是那些可提供功能、生物信息的成像方式,辅助提高靶区和正常器官的勾画精度;应用室内成像技术,监测和调整分次间和分次内靶区的运动和摆位误差,并有望实现对跟随肿瘤治疗反应的同步适应和修改。

IGRT 在肿瘤放疗中,不仅提高了靶区勾画的精度,也减少或避免了危及器官的放射性损伤,这就决定了 IGRT 在国内外肿瘤放疗中的作用日益显著,然而这项技术仍在大力推广中。

对于接受放疗的患者来说,靶区和危及器官的准确勾画、定位及剂量传输十分重要,故 IGRT 的重要性不言而喻。造成这种情况的一个主要原因是,调强放疗(intensity modulated radiation therapy,IMRT)、容积旋转调强放疗(volumetric arc therapy,VMAT)和螺旋断层放疗(TOMO therapy)技术等高精度剂量传输方式的普及和广泛使用。与传统技术不同,这些技术会导致靶区组织外的剂量迅速跌落,因此在治疗计划设计和实施过程中需要很高的精确度。IMRT 等还为放射肿瘤学家提供了"剂量雕刻"的能力(如雕刻塑像一样给予不同肿瘤之间或肿瘤内部不同区域之间施以个体化的放疗剂量),并为靶区中的部分亚区域提供高于常规的剂量。只有在计划设计过程中准确地识别出这些亚区域并在治疗过程中准确定位,才能充分利用这些复杂而高效的方法。目前较为常用的是基于正电子发射计算机断层成像(positron emission computed tomography,PET)反映的肿瘤不同区域的代谢差异,进而给予高代谢区域高剂量来提高局部控制率。

立体定向放疗(stereotactic body radiation therapy,SBRT)的临床应用日益增多,也推动了 IGRT 的发展及应用。SBRT 是指较小的肿瘤靶区接受高剂量少分次(5 次甚至更多)高适形度的照射。例如,放疗肿瘤组(radiation therapy oncology group,RTOG)最新的肺部 SBRT 试验,单次剂量达到 34Gy。如果 SBRT 要取得良好疗效,且将副作用的发生概率降到最低,不仅需要准确靶区勾画,而且需要治疗过程的精确实施和靶区精确监控。

　　降低正常组织放射性损伤风险是推动 IGRT 技术发展的另外一个重要原因。先进的成像方法不仅有助于靶区(和亚区域)的准确勾画,同样也提升了正常组织勾画的精度。事实上,新的成像技术还可以用来识别正常组织中高功能的亚区域,这对放疗计划的逆向运算来说至关重要。例如,接受盆腔放疗和化疗的患者对骨盆内造血骨髓活跃区域进行识别与保护。

　　在未来的几年里,IGRT 会有更广阔的应用,包括自适应 IGRT,即在治疗过程中,患者的治疗方案会根据肿瘤图像(患者体表或体内)变化进行治疗。目前,自适应 IGRT 只在临床试验的学术机构中进行,但未来它必将会应用于放射肿瘤学领域。

　　然而,自适应 IGRT 在应用临床常规之前,必须克服许多技术障碍,包括开发新的图像形变配准和自动分割算法。另一个重要障碍是这些应用程序运行需要的时间,尤其是当患者在治疗床上进行在线自适应放疗时,时间问题不容忽视。然而,快速和有效离线自适应技术可以在线生成多个新计划。一旦克服了这些障碍,自适应 IGRT 将成为肿瘤精确放疗的必备武器。

　　理论上,凡是能对肿瘤或正常器官成像的技术都可以协助实现 IGRT。因此在介绍肿瘤精确放疗计划之前,有必要充分理解各种 IGRT 成像手段的主要原理技术、特点及在放疗中的应用,将有助于对放疗计划的设计流程和技巧进行深入理解及应用。

　　目前放疗中常见的三维断层影像采集的设备主要有电子计算机断层成像(computed tomography,CT)、磁共振成像(magnetic resonance imaging,MRI)、正电子发射计算机断层成像(positron emission computed tomography,PET)、单光子发射计算机断层成像(single photon emission computed tomography,SPECT)和超声等。射线直接投影的二维成像技术在放疗中有非常重要的作用,如平板透视技术、电子射野影像装置(electronic portal imaging device,EPID)、在模拟定位和治疗中获得的视频图像等。影像诊断中常用的 CT、MR、PET、SPECT 及超声等在影像设备学和影像诊断学的教材中均有详细的描述。本部分章节中我们着重介绍这些影像手段在放疗中的应用及一些特有的成像手段。

第二节　CT 成像系统

　　随着 CT 模拟定位机的发展和应用,CT 模拟定位技术已成为现代精确放疗的基石。事实上,开展放疗的许多机构已基本放弃了传统的模拟机,主要利用 CT 图像进行放疗计划设计。

　　现代 CT 模拟机离不开 Goitein 和 Abrams 的工作,他们最初描述的是"射束面观"的计划概念。虚拟模拟是 CT 模拟的同义词,使用由三维成像重建虚拟的患者解剖模型,并由此生成的数字重建影像与治疗相结合。通过 CT 模拟,三维治疗计划的设计和应用迅速超越二维计划设计,并在放射肿瘤领域得到了广泛应用。图 1-1 为一例鼻咽癌患者基于 CT 图像设计的三维 IMRT 计划,形象展示了空间结构上剂量分布的情况。

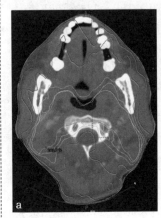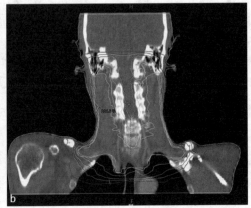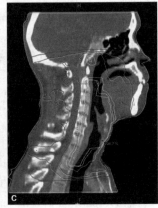

图 1-1　一例鼻咽癌患者基于 CT 图像设计的 IMRT 计划剂量分布图
a.横断位;b.冠状位;c.矢状位。

IMRT在三维适形放疗之后出现,它利用剂量体积约束和计算机辅助系统经过优化算法,实现最佳优化剂量分布。在IMRT中CT模拟定位占据着十分重要的地位。CT可以在三维方向上将肿瘤靶区和周围正常组织之间进行的界限显示清楚。除了CT,其他成像方式,如磁共振(MR)成像,正电子发射断层摄影术(PET),或单光子发射计算机断层扫描(SPECT)可在患者CT模拟扫描过程中,辅助提供更多的用于计划设计的解剖或功能信息。因此,放疗计划依赖于通过CT模拟获得的信息。CT模拟机的三个组成部分:①带有平板顶部的CT扫描仪。②集成的激光灯系统。③模拟和可视化的软件系统。

美国医学物理学家协会(American Academy of Pain Medicine,AAPM)发布的TG66号报告指出,应充分了解治疗策略和计划靶区体积在治疗设备和模拟机之间的差异。CT扫描设备本身不同于诊断用扫描设备,传统的大多数CT扫描设备孔径为70cm,而大孔径(85cm)扫描设备是专门为放射治疗而开发的,如图1-2所示。这些大孔径扫描仪增加了患者体位和固定装置的灵活性,这对乳腺癌等需要复杂体位固定装置的患者放疗至关重要。大孔径扫描设备扫描视野(field of view,FOV)达到60cm,而普通扫描范围只有48cm。模拟设备中另一个独特的组件是室内激光灯系统。激光是固定的也可在左右方向上移动,而CT扫描床(不像治疗床)在左右方向无法移动。

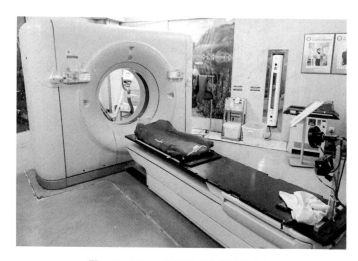

图1-2　85cm孔径的CT模拟定位机

CT模拟定位在普通CT扫描的基础上发展而来,螺旋CT扫描随着扫描床连续的移动,同时采集单轴像的断层图像。螺旋CT大大减少了扫描时间和运动伪影。多层CT扫描设备允许同时获得多个轴向断层图像的数据,已成为CT模拟的主流设备。这些扫描仪所使用的多行探测器,可进一步缩短所需的时间及球管热负荷。当胸部肿瘤患者接受CT模拟扫描时,因其图像采集时间短,可减少由呼吸运动造成的伪影,同时配合呼吸运动的追踪技术可完成4D模拟,即在整个呼吸周期中追踪肿瘤及组织结构的运动。

患者CT模拟的体位与治疗时体位必须保持一致,使用不同的固定装置以确保体位重复性和再现性。固定装置在治疗床上即可以实现。通过记录和验证系统可以监测患者的坐标,保证其精度。确保实际放疗时技术员每次摆位的重复性。造影剂的使用提高了患者解剖结构的可视化。然而,对于利用电子密度值的差异计算的计划设计系统,造影剂的存在会导致CT值与相应组织密度的偏差,从而导致剂量分布的差异。为了解决这个问题,一些治疗中心在患者未注射造影剂时预先完成平扫,作为剂量计算的参考图像。

CT模拟定位图像采集是根据身体部位、治疗技术或感兴趣区,使用预先设定的序列进行扫描。可以调整参数包括管电压、管电流、层厚、层间距和总扫描时间。通过减少层厚和层间距可以获得高质量的DRR图像。随着切片厚度的增加(在X轴上向右移动),CT值亨氏单位(hounsfieldunit,HU)的误差急剧增加。通用的做法是在每个CT模拟中使用最小的层厚。目前头颈部肿瘤CT模拟定位层厚一般选择2~3mm,胸腹盆腔肿瘤层厚一般为3~5mm。除了预先设定的扫描序列,其他的扫描条件可以由医生指定,但必须包含足够的扫描范围。

治疗计划设计的 CT 模拟过程开始于靶区和正常器官的勾画。其他的影像,如 MR 和 PET/CT,通过图像配准以提高勾画的精度。靶区勾画完成后,可以手动或自动进行等中心的放疗计划设计。在虚拟仿真软件中识别出等中心之后,这些坐标必须被转换到外部激光标记系统,以便在患者的皮肤上进行定位。在患者皮肤上的这些标记是为了确保治疗过程中摆位的准确性和重复性。

在放疗机上,患者根据 CT 模拟软件的指示进行摆位。在线获得的二维影像与 CT 模拟的数字重建放射影像(digitally reconstructed radiograph,DRR)对比。在某些时候,患者在治疗前会在普通模拟机上进行治疗摆位验证,如图 1-3 所示。但是,随着 IGRT 技术的发展,这样的流程正在逐步淘汰。其优点在于,传统的模拟机常使用在放疗前的最后一步,这无须占用在治疗机器上的时间,节省大量时间。此外,传统的模拟机也可以用于验证靶区或重要正常组织器官的分次内的运动。

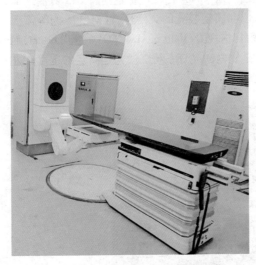

图 1-3　一台普通模拟定位机的展示图

这对于治疗部位在胸腔和腹部的患者来说至关重要,因为常规 CT 模拟过程无法显示呼吸运动。在这种情况下,医生希望在普通模拟机上通过使用荧光成像来观察和测量患者的呼吸。而新型动态 4D-CT 的普及和应用可以解决这个问题,并已成为胸腹部肿瘤放疗的必备手段之一。

可获取 4D 数据的现代 CT 模拟机的必备条件之一。要想获取 4D-CT 就必须使用呼吸门控系统,这种系统配备了实时呼吸位置管理(real-time position management,RPM)系统。该 4D-CT 模拟系统在呼吸周期的特定时相(通常是每 10%)采集图像,并使用这些图像来重建一个时间依赖的动态 4D-CT 序列(一般分为 4~10 个序列)。

在患者胸部或上腹部放置一个包含两个被动反射标记的小块。配备一个照明器,由摄像机探测反射的红外线。这两个标记用于追踪呼吸运动。一个桌面工作站处理视频信号产生一个呼吸波形。这个信号可以通过模拟过程中前瞻性的控制射线的出束和停止获取图像,也可以进行回顾性的图像分析。

通过使用基于相位的模式,由 RPM 产生呼吸门控信号。在前瞻模式下,医生指定呼吸波形的特定相位间隔来执行门控引导下的放射治疗。在回顾模式下,患者自由呼吸,在采集 CT 图像的同时获取患者的呼吸信号,这种模式可在整个呼吸周期中实现靶区和正常结构的可视化。这些图像利用内靶区概念创建患者个体化的靶区外放边界。在治疗时,放置在身体中间部分的 RPM 反射盒可对患者的呼吸进行监控,并且在呼吸的特定时相可选择性地关闭射束。简而言之 4D-CT 就是通过结合呼吸追踪技术与 CT 容积扫描获得与时间相关联的多时相连续的动态 CT 图像或指定时相的静态 CT 图像,进而实现门控引导的放疗(图 1-4)。

从使用虚拟模拟软件进行治疗计划设计,到靶区定位的治疗实施,CT 模拟是 IGRT 过程的基础。多年来,CT 模拟在治疗计划设计的过程中的应用不断发展。使用复杂的方法进行多模态成像图像配准,提高了医生靶区勾画的准确性。随着新的治疗计划和实施系统的改变,CT 模拟的过程将会同步发展,可以为临床医生提供准确的肿瘤解剖信息。

除了环形探测器,X 线 CT 亦可采用平板探测器,基于这种结构设计的 CT 机即为锥形束 CT,通过在 1~1.5min 完成的 X 线球管和探测器环绕人体的多角度平板投影图像获得一组容积图像,进而重建计算分割为一套完整的 CT 图像。配置在直线加速器上的锥形束 CT(cone beam CT,CBCT)已开始商业化出售,其可在每次治疗前获得患者在相应解剖位置软组织的容积图像数据。当前 CBCT 扫描 FOV 只有 25cm,随着探测器升级其孔径已可达到 35cm。因 CBCT 图像体素是各向同性的,故其纵轴方向的空间分辨率与横轴方向的基本一致。目前应用最多的是 KV 级的 CBCT,但是 CBCT 也可以通过直线加速器提供的治疗用 MV 级的容积图像获得。这种图像投影通过射线束与 EPID 相结合获得,与 KV 级的 CBCT 图像相比,具有以下特点:①无须对衰减系数进行从 KV 级到 MV 级校正。②可减少高密度

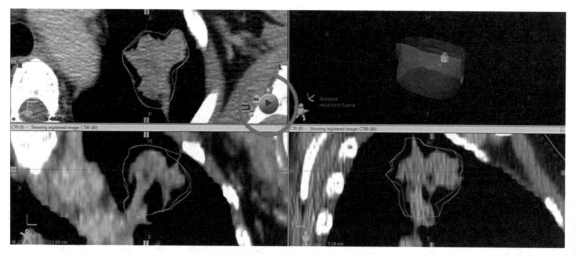

图 1-4 一例肺癌患者 4D-CT 图像

红色圆圈标定的部分为不同呼吸时相 CT 图像转换的控制按钮。

组织(金属髋关节或义齿等)造成的伪影。③图像数据无须进行电子密度转换,可直接用于放疗剂量计算。

和其他断层成像系统一样,CBCT 图像获取受运动影响较大。3D-CBCT 数据显示运动器官的模糊边缘。与传统 CT 图像那样一层一层扫描造成较大伪影的方法相比,运动造成的 CBCT 图像更加模糊。在图像重建前根据呼吸追踪装置获得的时间分辨数据将获得的投影图像分割为多个时相 CBCT,形成所谓的 4D-CBCT。

第三节 磁共振成像

CT 断面成像技术的发展使适形放疗(conformal RT,CRT)的实现成为可能,也促进了 IMRT、TOMO 和 VMAT 等技术的发展和应用。为了实现这些先进计划技术的潜在优势,有必要进行肿瘤靶区的准确勾画肿瘤靶区。常规的成像方式有 CT,也有其他的成像方式,如 MR 和 PET,现在正应用于放疗治疗计划的肿瘤靶区勾画,并且作为 IGRT 或生物靶向治疗的一部分。

MRI 是通过射频脉冲和磁场测定相应像素内原子核磁矩的变化情况,获得相应结构的清晰成像。成像时,首先由一个永磁场确定预扫描范围内原子核的方向,一般常用的原子核有 ^{1}H、^{13}C、^{19}F 和 ^{31}P 等。通过射频脉冲激励原子核的基态,不同的原子核可获得不同的能量,当撤去脉冲后,测量原子核自旋磁矩恢复到在永磁体内初始状态的弛豫时间,在原子核产生弛豫过程中,发射出电磁波信号。

MRI 图像质量依赖于采集过程中相应体素内的质子密度、弛豫时间、血流情况及磁化率等变量信息。而空间分辨率、对比度和获取时间相互影响。不同软组织的自旋密度和弛豫时间存在很大差异,因此 MRI 优于 CT 的对比度和分辨率。MRI 成像过程不局限于轴向扫描(横向)方式,这与 CT 成像方式有显著不同。

在射频脉冲激励过程中,应用梯度磁场可以实现不同位置二维平面图像的选择,只有被射频脉冲所激励的自旋磁矩才可以被检测到,因此其可直接进行矢状面、横断面和冠状面成像。而无须像 CT 一样先获取横断面的扫描信息,然后再进行计算机处理获得矢状面和冠状面的图像。动态 MRI 则可以电影模式展现与放疗相关器官的连续运动,如肝脏。

MRI 成像特点不仅能提供更好的软组织对比度,而且能评估功能/生物信息。这种较强的功能有利于放疗计划的设计及图像引导放疗的过程中。磁共振成像不仅能改善形态学的肿瘤靶区勾画,而且能提供 4D 信息。通过这种方法,4D 数据可以预测在分割放疗过程中目标靶区及其周围正常组织结构的位置变化。

近年来,MR 领域在新型对比剂到硬件技术等方面都有很大的进步。原来许多基于科学研究的 MR 技术和序列现已成为临床常规,可提供肿瘤区域和组织功能的信息,图 1-5 展示了一例脑部淋巴瘤患者的多序列 MRI 定位图像,可提供疗效评估信息。快速容积和 4D 电影序列可以预估靶区/器官的运动和变形,这些信息可用于优化治疗边界和提供更可靠的治疗信息。同时,磁共振功能提供极大空间去提高外照射和近距离放疗的治疗比率。

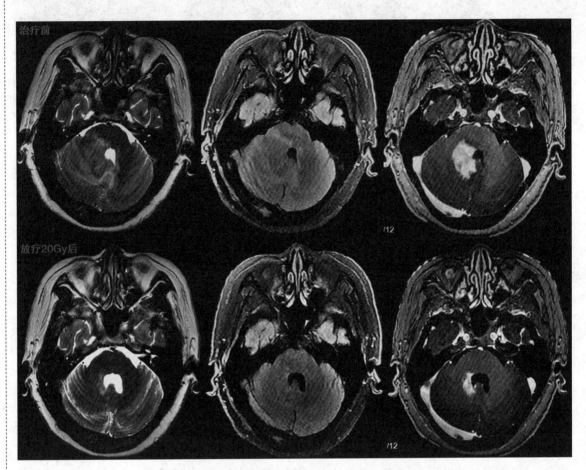

图 1-5 一例脑淋巴瘤患者放疗 20Gy 的 MRI 模拟定位图像
依次为 T2、T2 压水和 T1 强化图像。

磁共振序列通常被设计一个特定的弛豫时间,可能是 T1 加权(自旋-晶格)或 T2 加权(自旋-自旋)。有一套广泛的时间组合的可能性(例如:不同的回波时间(time of echo,TE)和重复时间(time of repeatation,TR),甚至在任何特定的加权序列中对不同的序列参数进行排列,使得具有细微的差别相同组织的成像,因此有比 CT 更好的形态学表现。此外,对比剂的选择及功能信息,可以显示不同的结构和生物组织特征。MR 与 CT 的主要区别在于:MR 图像中的相对像素强度是质子密度和不同组织质子自旋弛豫时间的函数差异,而 CT 图像依赖于组织的 X 线衰减是原子数和电子密度的差异。MR 无电离辐射的优势促进其在肿瘤放疗中广泛应用。

放疗计划设计的标准流程是使用 CT 数据,因为 CT 提供了稳定的几何图像,并将 HU 直接关联到 X 线衰减反映的电子密度,这是进行剂量计算的基础。虽然 CT 图像容易区分 HU 差别很大的解剖结构,如空气、组织和骨骼,但很难区分具有类似 X 线衰减特性的软组织结构,如骨盆或腹部。

通常,放射诊断医师需要依靠脂肪平面或有足够筋膜器官的边界界面,及他们对正常解剖的理解,以此来区分正常和异常的肿瘤区域。因此,与 MR 图像相比,CT 成像的参数更加有限。但 MR 图像无法反映组织的电子密度,治疗计划系统(treatment planning system,TPS)仍需使用 CT 图像提供的电子密度信息进行计划设计,目前 MR 模拟定位仍然无法独立应用于计划设计,必须借助于 CT 图像的电子密度来完成最关键的剂量计算部分,图 1-6 显示了一例患者的 TPS 计划中的电子密度曲线。

由于磁共振固有广泛的成像灵活性,使得相同解剖区域内相似 HU 的不同软组织可以通过产生不同的信号强度和不同的成像对比来成像,从而改进肿瘤与正常组织的对比度和分界线。肿瘤通常与

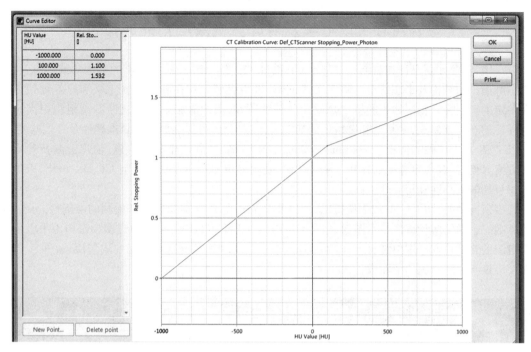

图 1-6　TPS 计划设计中使用的电子密度曲线

相邻软组织结构具有相似的 HU 或电子密度。

当使用不同的 MR 序列时,肿瘤和正常组织区域可以更好地显示,从而区分肿瘤和正常结构的边界。通过这种方式,MR 可以优化肿瘤靶区的勾画。

磁共振成像的其他优点包括能够避免 CT 成像时出现的骨和金属伪影。大而厚的致密骨可以减弱 X 线并降低邻近软组织的质量,导致位于肿瘤附近的危及器官(organs at risk,OAR)的识别变得不清晰。而 MR 可以提高危及器官的勾画精度,可用于调强放疗和图像引导放疗适形规避方案,如鼻咽癌放疗中腮腺深叶的勾画和保护。磁共振成像可以鉴别放疗后的纤维化改变还是肿瘤复发来评估照射部位疾病是否为复发,如果有复发情况,可更早地进行重新治疗。磁共振扫描可以实现多平面成像,允许在任何斜平面成像,避免了常规横断 CT 图像上的部分容积效应,或当肿瘤形态在成像层面之间发生明显变化时,现代螺旋 CT 提供的高分辨的分层和合理 3D 重建可克服这一限制。利用矢状面和/或冠状位视角结合 4D 信息也可以提高对危及器官和肿瘤的三维解剖和时空变化的认识,并为治疗计划和 IGRT 方案的设计提供肿瘤靶区的勾画。

磁共振成像改善软组织组织可视化的优点之一,是提高了靶区勾画的可靠性和一致性,减少观察者间和观察者内的可变性。这对于临床试验的质量保证(quality assurance,QA)尤其重要,无论单中心还是多中心的研究,这些差异会明显影响试验结果。此外,磁共振最大的优点是可以获得功能和生物信息,这将进一步改善靶区准确勾画,并指导新的治疗策略,如同步加量和生物引导放疗。

将 MRI 纳入放疗计划设计,主要的优点是具有优越的软组织特性,可以协助靶区勾画。随着更高场强的扫描设备、磁共振造影剂、序列等技术的进步,提供了更好的肿瘤范围分辨率和生物功能学信息,此外还可用以鉴别肿瘤复发,纤维化或正常组织等。在 MRI 提供的形态学、化学及生物学信息基础上,可开展相关的抗肿瘤效应及剂量学评估。以上技术学的进步促进了 MR 引导直线加速器(MR-LINAC)的发明。

磁共振系统与直线加速器的整合类似于 CT 与直线加速器的结合(即螺旋断层放疗系统)。该系统将优越的磁共振成像能力与放疗相结合,为优化调强放疗和图像引导放疗策略提供更多的机会。目前 MR 直线加速器已在国内外的多家放疗单位进行安装和临床测试。

MR 模拟定位的缺点是扫描时间偏长,尤其是配备了体位固定和呼吸控制装置的患者,长时间扫描需要考虑患者的耐受性。在进行扫描序列的选择和扫描参数的调整中,时间因素必须予以充分考虑。

第四节 正电子发射计算机断层扫描成像

放疗中,治疗计划设计和监测通常基于 CT 和 MR 影像。传统 CT 和 MR 的解剖学或形态学成像,提供了肿瘤空间结构及形态信息。临床实践证明,这些成像方式在肿瘤靶区定义和疗效评估方面也存在一定的局限性。靶区体积的精度是放疗的关键所在,因此有必要寻找判断肿瘤组织更高敏感性和特异性的新成像模式,尤其是肿瘤组织的功能和代谢信息,可提高放疗计划准确性及疗效监测。

PET-CT 在大体肿瘤体积(gross tumor volume,GTV)确定、肿瘤生物学信息、治疗监测及确定最佳放疗方案方面,具有不容忽视的作用。利用 PET 成像确定 GTV 的理由是:与 CT、MR 相比,PET 对肿瘤组织显像的敏感性和特异性更高。

许多研究表明,与 CT 和/或 MR 相比,使用 PET 可以显著增加肿瘤组织检测的准确性。图 1-7 为一例鼻咽癌患者的多种成像技术图像,包括 CT、PET 及 PET-CT、PET-MR,通过多模态影像手段可提高肿瘤组织的判断精度。理想情况下,PET 示踪剂应该在肿瘤组织的所有细胞中均匀摄取,并且 PET 摄取强度应该与肿瘤细胞的密度成正比。

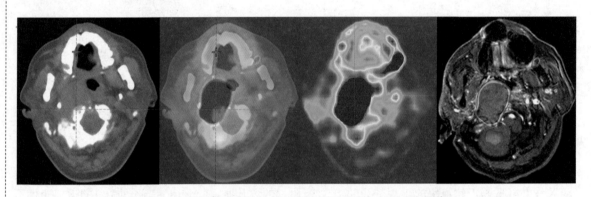

图 1-7　一例鼻咽癌患者 CT、PET、PET-CT 及 PET-MR 图像

由于 PET 图像只能显示人体内异常浓聚的正电子活性,因此不能单独用于治疗计划的制定,目前 PET 大多与 CT 联合应用为 PET-CT,常用 FDG 摄取值增加显示恶性肿瘤浸润。恶性肿瘤细胞呈现无序、失控性成长,需要大量葡萄糖,因此肿瘤区域表现为高代谢显像。虽然大部分肿瘤靶区可在 CT 图像上显影,但 PET 具有根据肿瘤细胞活性差异划分为不同区域的优势。放疗医师可以根据 PET 图像提供的代谢信息,对高活性肿瘤区域进行高剂量照射,这样可提高某些肿瘤的局部控制率。

理论上,PET 图像可用于肿瘤靶区的勾画,但实际应用的困难是如何建立 PET 信号和肿瘤之间的数量关系。通常情况下,基于 PET 和 CT 勾画的肿瘤靶区会存在差异,这是因为 CT 提供的是解剖信息,而 PET 提供的是生化信息。与其他断层成像系统一样,呼吸运动是影响 PET 成像的另一个问题。在约 20min 图像采集时间内,呼吸运动可以模糊放射性核素的分布情况。有学者对四维正电子发射型计算机断层显像(four-dimensional positron emission computed tomography,4D-PET)的获取进行了研究,数据采集过程中对每个信息进行呼吸运动标记,利用特殊重建算法,还原肿瘤靶区真实的运动状态。研究表明,因呼吸运动影响,使用传统 3D-PET 确定胸腹部肿瘤靶区存在不确定性,尤其是体积较小的肿瘤。由于 PET-CT 实现了高精度的图像融合,目前临床应用日益增多,在肿瘤诊疗中的重要性也将随之增加。

第五节 可视化的剂量传输系统

在放疗的剂量传输中,治疗区域内可以产生正电子,这种效应常见于粒子治疗如质子和重粒子如 C-12。与放疗用的 C-12 相比,C-11 的核因发出正电子而衰变,其他正电子发出的情况亦可见于放疗过程中。检测这种不稳定的正电子放射核的产生,有利于监测射线在患者体内的剂量沉积情况。虽然 PET 不能量化这种剂量传输,但可以确定剂量传输的位置,通过治疗机房内的 PET 相机可以直接采集这些信息。发射正电子的放射性核素半衰期很短,机房内应用 PET 相机理论上是可行的,但目前尚无商业化的应用。

第六节　超声成像

压电晶体可以产生 1~10MHz 范围的高频声波,当这种声波遇到人体不同的组织界面时会引起超声反射,利用这些反射回来的超声波,能够重建具有组织特性、较高空间分辨率、可鉴别组织成分的解剖图像。超声可用于对多种肿瘤的诊断,特别是腹盆部肿瘤。例如,在前列腺癌成像中,经直肠超声可发现前列腺异常、引导组织活检和植入放射性粒子。超声在 IGRT 中的作用,尤其是在前列腺 3D-CRT 每日位置验证中的效果已得到了认可。

超声技术的发展,开启了现代化 IGRT 的新时代。最初用于前列腺癌的 IGRT,现已用于上腹等部位肿瘤放疗。超声用于 IGRT 有几个优点:首先超声是一种非电离成像技术,即使每天使用也不增加任何额外的辐射剂量;其次,超声成像软组织对比度相对较高,可以实时显示解剖结构。图像数据显示以 2D、3D 形式均可,可在任意成像平面中选择定格图像,也可获得三维立体影像。当然超声也有其局限性,位于骨结构或空腔后的肿瘤结构不容易被探测到,从而影响图像引导放疗。

因呼吸、心跳、胃肠蠕动和器官充盈变化等,均可导致组织器官存在分次内运动和形变,而当前临床应用的多数 IGRT 模式不能实时跟踪这些变化。利用超声进行靶区实时追踪,可应用于上腹部肿瘤中。通过经腹超声,测量模体静态或动态的变化,实时监测靶区运动,实现了在分次放疗中无创、实时、低成本的靶区运动管理。目前在腹盆部放疗中应用较为广泛的是膀胱容积测量仪,通过每次放疗前膀胱体积的测量,保证分次放疗中膀胱体积的可重复性,减少了因为膀胱体积的差异造成的直肠癌或前列腺癌肿瘤靶区的位移及形变。超声成像速度快、灵活及设备需求低等的优势,决定了其在放疗的应用具有广阔的前景。

第七节　视频监测系统

放疗(radiation treatment,RT)过程中,患者的日常摆位依赖于皮肤标记物和身体固定装置。快速方便的方式是使用光学距离指示器(optical distance indicator,ODI)检查放射源到皮肤的距离(source skin distance,SSD),将皮肤标记与室内激光线对齐,利用室内摄像机实时监测患者照射期间的活动变化等。这些一维或二维的光学系统可以避免较大的摆位误差,但是无法反映靶区内部位移或体型的变化。因此,需要在线影像来验证内部解剖结构位置变化。

利用光标记对患者进行重新摆位和监测。正在开展的研究表明,使用激光扫描仪制作组织补偿器,表面扫描后进行患者重新定位。最近,IGRT 中引入了快速立体视觉(或 3D 视频图像)。所有 3D 视频引导技术具有非侵入、高效、精确的特点,并且可以提供基于表面的靶区的实时视频重新定位、监测和自适应剂量传递。有研究表明,这种立体视觉引导可以消除患者位置验证中不必要的电离辐射,减少刚性固定的需要。立体视觉技术可与容积成像技术相结合,用于未来 4D-IGRT。

在几何光学中,光子或电磁波形成的窄束光沿直线传播,直到分别被亮、暗或透明的障碍物反射、吸收或折射为止。光反射的原理是入射光线、反射光线和法线都在同一平面上,入射角等于反射角。如果光线照射在平面镜(或光反射镜)上,而平面镜(或光反射镜)有一个公法线,则会发生镜面反射。如果光线照射到粗糙的表面,比如人体的皮肤,那么就会发生漫散射。在漫反射中,入射光线似乎反射在表面上,指向不同的方向。

镜面反射和漫反射在放疗中都被广泛运用,例如,照射野的轮廓可以通过与 X 线束垂直光束的镜面反射投射到患者身上。在 X 线束中轴,内置薄的与射线中轴夹角为 45° 的射野反光镜将把光束反射到与 X 线束相同的方向,然后,反射光束经过准直系统限制,使光线从直线加速器机头射出,其形状与 X 线(或电子)束相同。宽光束的场坐标和中轴线由直线加速器机头上透明窗口的十字瞄准线的阴影来表示。有些场光可以通过反射器、场内反射镜和另一个可调反射镜反射回来。光线返回并到达一个电荷耦合装置(charge coupled device,CCD)照相机,显示单个叶子位置和场形状的实时视频视图。

另一种内置的光学系统是 ODI,以期望的角度投射出数条短光线,与中轴线上的十字光标在虚拟光源的特定距离(例如 80、81、82……120cm)相交。当患者躺在治疗床上的时候,中轴线的十字光标,ODI 的光线,沿着 ODI 光线上的数值将重合在患者皮肤的相同位置。光场和 ODI 漫反射将允许技术人员从不同角度观察患者和 SSD 在皮肤上的交点。如果皮肤非常暗,反射较少,技师可能需要在皮肤上放一把尺子或一张纸来显示 SSD。这些光学系统已被常规使用,但需要定期检查光场与辐射场是否一致,ODI 与前指针是否一致,及多叶准直器(multi-leave collimators,MLC)叶片位置的准确性。

鉴于 4D 摄像机或传感器将与近实时图像引导下治疗束调整技术实现相集成,实时立体视觉系统有望近期得以改进。这种基于表面的自适应或门控放疗的新技术,将比当前基于标记或基于空气流的门控技术可以提供更准确的靶区运动信息。

立体视觉引导的重要临床应用问题,是如何将新的视频成像技术与其他容积 IGRT 成像系统相结合。这不仅需要对表面成像与容积成像进行更精准的技术改进,还需要进行更多的临床验证研究。例如,在不同的治疗情境中,基于在线图像靶区重新定位和验证,照射过程的监测,自适应波束(或叶片序列)设置、治疗计划修改、在线计划及立体视觉引导的综合临床验证等过程,而这些则需要建立表面形状与运动、靶区结构变形或运动等相关模型。

随着立体视觉技术的兴起,三维和四维视频系统将在 IGRT 中发挥重要的作用,尤其是四维成像、门控 RT 及实时高效的在线 IGRT。将立体视频引导系统与容积成像系统例如 CBCT 相整合,可以提供最佳的 IGRT 解决方案,这样不仅可以提高摆位效率和精准度,还可以确保在剂量传输过程中靶区位置的准确。

第八节 高能射线成像系统

现代放疗中的平板成像系统,包括模拟定位和摆位验证阶段使用的诊断级别[千伏级(kV 级)] X 线及通过直线加速器获得的兆伏级射线成像。非晶硅探测器系统的应用逐渐取代了胶片,其可以直接进行数字化显像如 DRR 成像等。电子线射束成像(EPID)在 20 世纪 80 年代初开始应用于临床,90 年代得到广泛应用,目前已成为必不可少的辅助工具。

最初,EPID 的出现是为了代替传统胶片技术,如图 1-8 所示为 EPID 成像前进行准备工作。目前 EPID 不仅用作预处理验证设备,也是放疗过程中的主要组成部分及整体质量保证(QA)的一部分。

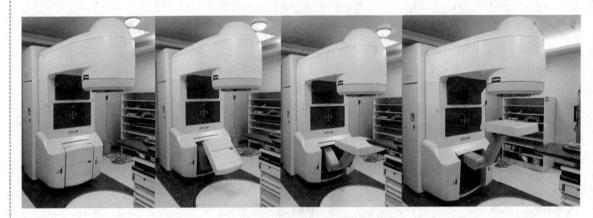

图 1-8 EPID 进行成像前的准备工作
将晶硅探测板升至设定高度。

患者定位与复位时,使用室内成像设备可以验证患者解剖结构与治疗时空间位置之间的相关性,并应用适当的修正治疗模拟过程中存在的偏差。偏差可以通过治疗坐标系的简单重新定位来纠正,也可以通过更复杂的干预措施,如盆腔治疗期间的膀胱、直肠扩张状态的持续检测。也有一些无法立即采取纠正措施的病例,如由于肿瘤萎缩或体重减轻导致患者解剖结构发生实质性改变,则需要修正整体治疗策略。

摆位或射野定位误差,统称为摆位误差。根据出现的模式,可分为随机误差和系统误差。随机误差意味着几何误差的数量和方向,在整个治疗过程中都会发生变化。由于患者放疗时外部标记提供的准确性有限,因此由于患者生理功能导致的解剖变化及患者位置的变化不可避免,这些都属于随机误差。系统误差通常只发生一次,未经纠正时,其数量和方向不会改变。例如,外部激光系统与治疗机的坐标系不一致或计算错误,导致摆位时的移床数据错误,造成的几何误差。

通过门控成像技术提供的定位信息,可以检测到随机和系统设置误差。如果患者解剖结构与预期不一致,在治疗前或后续治疗阶段(如果需要更彻底的分析)应进行纠正,可使用预先设定的移动阈值过滤观察到的偏差。随机误差和系统误差的校正策略,主要区别在于 IGRT 所需的成像频率。系统误差如患者移位错误,可在检测到时一次性纠正。但随机误差是无法消除的,因为其数值每天都有变化,需要频繁的观察和校正以消除,并且其变化性往往会产生中和剂量学 DE 效应。传统门控图像可以用来评估几何误差,EPID 快速图像处理和数字分析工具实现了成像技术在临床操作流程中无缝集成。根据图像获取方式的差异,图像验证分为单次和双曝光验证。

单次曝光图像验证模式下,单个图像由多个(通常是两个或四个)图像帧生成,通过匹配等中心点的位置,及发现患者位置的重大变化(如颈部角度)都很有用。与大多数 MV 图像一样,对软组织的成像较差,因此主要应用于骨骼和气道这些高对比度的组织成像中。定位验证过程中,EPID 影像常与模拟 CT 影像的数字重建影像(DRR)进行比较。等中心点叠加在 DRR 上,与实际处理的等中心点匹配。通过使用图像(虚拟网线)的校准像素坐标或安装在加速器头部的,由不透明标记组成的物理网线,从而实现在门户映像器上识别处理等中心。另外,还可以使用边缘查找算法来检测准直尺寸和相应的坐标系。由于 MV 能量组织分辨能力的局限性,定位通常是基于骨骼结构,如脊柱或骨盆骨。但利用骨结构并不能完全代表治疗部位,因此骨结构定位可能引入系统误差。金属标记物在 MV 辐射下明显可见,可通过在软组织靶区(如前列腺癌或肺癌)里植入金属标记物来减少误差。

双曝光验证图像验证模式主要用于辐射场位置和形状的验证。先利用实际处理场的参数及其相关的多叶准直器(MLC),获得单幅图像。由于辐照区域面积相对较小,仅根据这些图像进行定位相对局限,去除处理准直获得第二幅较大的视场尺寸图像。将这两张图像归一化叠加在一起,产生双曝光验证图像,以显示患者解剖结构及实际治疗区域的大小、形状。

单曝光和双曝光验证片主要用于患者摆位,通常在治疗前获得。但治疗期间患者的位置验证亦不容忽视,包括整个治疗期间是否发生位置移动或解剖变化(如肠内气体或呼吸变化),对于治疗时间较长的患者尤为重要,随着时间延长,患者保持体位的重复性往往比较困难。

现代 EPID 具有良好的机械灵活性和数字化处理能力,可在治疗过程中采集患者图像,并进行分析验证。利用治疗野在预定间隔内获得验证图像,并与光束出口关联。例如通过植入标记物验证前列腺的位置,在患者治疗过程中,当检测到直肠有气体产生而暂停治疗。EPID 同样可以用于器官运动的测量。众所周知,器官的生理运动增加了定位复杂性,这种运动可以是周期性的,如呼吸运动和心脏运动,也可以是无节律的,如吞咽或肠蠕动(蠕动、肠气等)。器官运动在治疗过程中如果没有进行适当处理,会导致严重后果。一般来说,管理器官运动有三种解决方案:动作限制策略(控制或增加固定)、动作合并策略(更大的外放边界)和动作适应策略(运动跟踪)。所有这些方法都需要对器官运动进行位置验证,其目的是确认治疗过程中观察到的运动模式、幅度与预处理模拟过程相同。

由于需要一定的处理时间且缺乏分析工具,传统的胶片通常仅代表患者特定时刻的解剖位置,严重限制了对器官运动的评估。数字放射线照相和 EPID 的引入,由于处理时间和分析工具上的优势,实现了器官运动的评估。为进行运动验证,以电影模式连续获取图像以显示解剖运动。为了提高时间分辨率(或刷新率),图像通常在很短的时间内获得,通常没有任何帧的平均效应。运动特征也可从运动平均图像观察到,该综合投影图像由单个快照图像加权创建并显示运动信息。

在剂量验证和加速器的质控方面,EPID 也有较大优势,如图 1-9 所示,基于 EPID 可进行 IMRT 计划的剂量验证分析。现代 EPID 具有优异的线性、再现性和暗信号处理特性,可作为放射剂量仪使用。EPID 通过剂量测量校准及对探测器剂量特性进行广泛调试,可在集成成像模式下创建所谓的剂量图像。EPID 承载的剂量学测试可以作为体内验证工具使用,更多的是用于放疗前计划的调强通量验证。

EPID 作为一种成像设备,可兼做剂量仪被纳入放疗一般质控流程中,几乎取代了所有放射线胶片的质量控制测试,包括光野和照射野一致性测试、等中心稳定性测试、平坦度、对称性、MLC 校准和

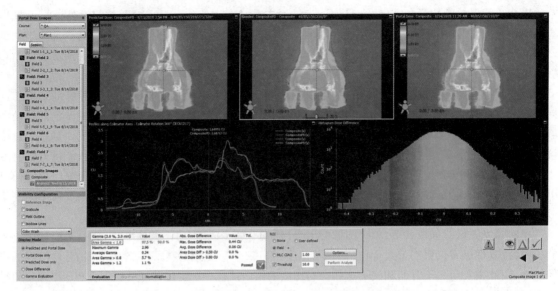

图 1-9 基于 EPID 进行 IMRT 计划剂量验证的分析图

MLC 在动态传递下的性能等。随技术改进,EPID 作为一个多功能的临床工具,其不只是作为定位成像器,用于 QA 的用途时仍需谨慎小心。在进行成像之前,必须明确成像器的工作特性、特定测试所需的精度及其相互作用关系。例如,平板门控成像仪的扫描模式获取为动态 MLC 运动,创建运动日志文件。这些文件会在解释 MLC 性能时引入系统误差。此外,在非常精确的机械校准中,倾斜角度成像器的定位不确定性,也可能会产生一些误差。总之,现代软硬件快速发展,赋予了 EPID 新的生命力,在未来的一段时间内,EPID 仍将是精确放疗中必不可少的 MV 级成像手段。

第九节 兆伏级断层成像系统

射野成像的进一步发展是在 EPID 二维成像的基础上完成三维立体成像。通过利用兆伏(MV)锥形束计算机断层扫描(CBCT)技术,可以进行患者定位和器官运动的三维(3D)成像。兆伏 CBCT 优点在于使用治疗相同光束、无须额外的硬件等。除 MV CBCT 之外,MV CT 也已用于螺旋断层放疗机设计中,图 1-10 显示一例使用 MV CT 的三维图像。MV CBCT 通过直线加速器获取患者解剖结构的 3D 图像,与传统的 kV CT 类似,显示解剖结构轴向,矢状面和冠状面图像。KV CT 和 MV CBCT 图像均具有计算机断层扫描重建的概念,其中体积元素(体素)强度表示人体对成像 X 线的衰减系数。但 CT 和 MV CBCT 的设计模式在辐射场几何、X 线源能量、图像采集和重建算法方面,存在显著差异。CT 机使用狭窄扇形射线围绕患者旋转,旋转一周获得一幅或多幅影像数据,必须通过平移床以捕获完整的体积图像。而对于 MV CBCT,其二维(2D)锥形辐射束在到达 2D 检测器之前穿透患者,不移动治疗床即可获得圆柱形的图像数据,然后根据临床需要重建出不同层厚的断层成像。

螺旋断层放疗通过高能射线发生器和治疗床的同步运动来实现的,类似于螺旋 CT 扫描仪。扇形光束由射线出口处的二元开/关式多叶准直器(MLC)调制,从而实现调强放疗。每个叶片从闭合到开放传输,然后回到一个闭合的位置,定义为一个"小束"。光束的最高强度,通过在弧段开始打开一片叶子并在结束时关闭来传输,而小的强度则通过在弧段的中点之前打开叶子并在中点之后关闭来传递。整个旋转弧期间,除叶片闭合零强度外,还可以实现梯度范围 5%~95% 约 100 个的强度水平。

与诊断 CT 扫描仪类似,螺旋断层放疗系统使用了环形机架,以实现良好的稳定性,防止重建伪影。与 C 型臂直线加速器机架上的毫米直径相比,Hi-Art 环形龙机架的等中心点在数十微米的误差精度。用于成像的 X 线源是医用直线加速器,光束能量降低到约 3MV(平均能量小于 1MV)。使用相同的光束线进行治疗和成像,可确保治疗区域成像准确性。该图像能够清楚地区分肺部、脂肪、肌肉和骨骼,观察患者肾脏、眼睛、晶状体、前列腺囊和肠道等。对有金属植入物或异物的患者来说,MV CT 图像优于 kV CT 图像。超过 95% 的螺旋断层治疗均使用每日 CT 引导,为自适应放疗(adaptive radia-

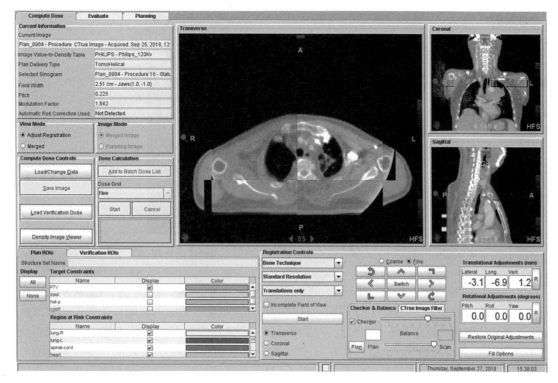

图 1-10　一例患者应用 MV CT 进行图像引导放疗的界面图

tion therapy,ART)应用提供了重要的依据。

MV-CT 引导下的自适应治疗有一套完整的处理流程,以确保整个放射疗程的质量保证。以患者 CT 图像计算出实际的剂量,将实际剂量分布与预期剂量分布进行比较,如果靶区剂量不满意,重新优化剂量以期达到目标要求。累积照射一定剂量后进行评估,并根据实际情况调整后续治疗方案。在治疗中点和三分之二时,进行自适应校正,可基本保证放疗的正确实施。MV-CT 引导下的自适应放疗技术兼顾了精度和疗效,目前在头颈部肿瘤、前列腺癌和直肠癌等中得到广泛应用。

第十节　放疗计划设计中的常见虚拟图像处理方式

一、医学图像到计划系统的转化

数字化容积图像数据通过磁带、光盘或网络传输到计划系统,用于分割、后处理和制定治疗计划。图像在不同影像设备和治疗计划系统之间的转化和传输需要固定格式,例如医学数字影像和通讯(digital imaging and communications in medicine,DICOM)格式。放疗中最常用包含放疗具体参数的 DI-COM-RT 格式,其他新的图像格式仍在探索和发展中。

二、图像信息的处理

对已获得的图像信息进行后处理是为了减少数据管理和治疗计划制定中所不需要的信息。从获取的原始数据中,保留对确定靶区大小、形态和位置及相邻正常组织范围有用的信息。

三、射束方向视图

在放射源位置,沿射野中心轴看射野与治疗部位之间的相互关系即射束方向视图(beam eyes view,BEV),利用 BEV 可确定照射野的大小。虽然视角来自照射源,但 BEV 图像可准确、立体地展示出射束通过靶区和危及器官的投影情况。肿瘤靶区在二维平面展现的三维投影有助于确定射野的形状和大小,以交互方式展现不同视角图像,有利于射野角度的选择和优化,以避开或减少危及器官受照射量。其中环形堆栈和表面重建的方法最为实用,如图 1-11 所示。

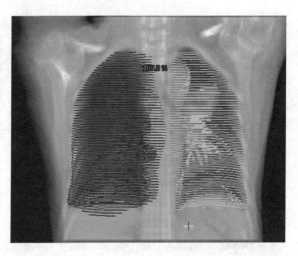

图 1-11 一例肺癌患者左右肺勾画的环形堆栈示意图

BEV 图像处理是进行图像分割和区域勾画的基础,示例见图 1-12。一般来说,放射肿瘤医生在工作站上手动勾画肿瘤靶区,然后由剂量师或物理师进行器官和骨骼结构的勾画。计划系统勾画软件的基本功能包括图像对比度和亮度的调整,图像缩放、平移,测量像素值(CT 值)、距离,手动或自动勾画工具,感兴趣区的点和线等。同时可模拟显示矢状面、冠状面和横断面,实现感兴趣区勾画的空间连续性。大多数情况下,医生可用鼠标或跟踪球输入散在的点或短线,计划系统可以完成感兴趣区在相隔 CT 图像上的整体勾画,再通过映射或插值方法来提高勾画速度,以节省时间,如图 1-12 所示。

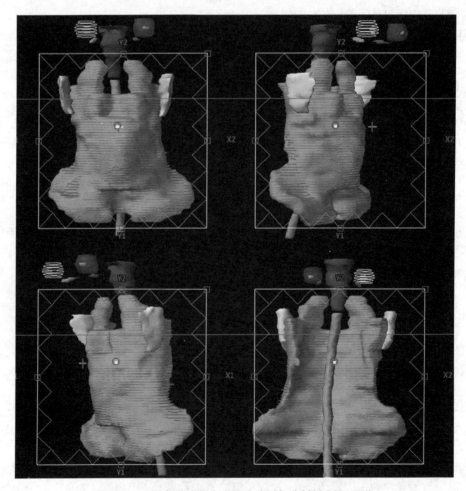

图 1-12 一例鼻咽癌患者 IMRT 计划部分射野 BEV 图像

勾画肿瘤周边正常组织结构非常耗时,但这是图像引导放疗计划制定的一个重要部分。在应用4D 数据时,选择例如外部轮廓、肺和骨骼等组织勾画时,特别是对与周围正常组织有很大密度差异的结构,可以通过选择合适的探测阈值自动勾画方式,以节约时间。目前在软组织结构,例如肝脏等的自动勾画方面也取得了很大的进展。

四、数字化重建图像

三维射束方向视图(three dimensional BEV,3D-BEV)的显示,需要与模拟定位或验证过程中多个2D 投影图像相结合,产生 DRR 图像来完成。这种背景投影和标准 X 线成像基本一致,但它是通过射线源穿过患者的 CT 扫描图像上获得的衰减系数,选择合适的密度进行计算重建。也可用于高能光子下验证胶片上的图像动态。DRR 亦可用于数字化重建透视,但这需要获得与时间相关联的 4D-CT 数据,如图 1-13 所示的 DRR 图像。

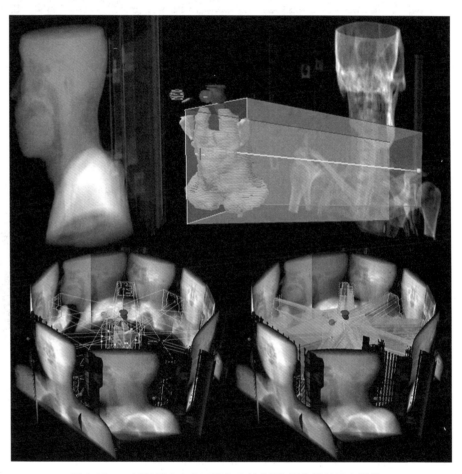

图 1-13 一例鼻咽癌患者不同角度的 DRR 图像及射野布置情况

五、容积可视化

解剖结构环形堆栈的显示转换即为容积可视化显示,在容积重建中,由用户根据 CT 值选择三维图像数据像素的不透明度和色调。容积重建显示已成为现代计划系统的必备功能。

如图 1-14 所示,是一组 CT 图像的容积显示。一例肺癌患者 CT 图像,数据重建是基于 3mm 层厚 CT 图像重建而得。这种可视化的显示功能主要用于局部 HU 梯度变化加大的组织,因此部分器官内容可能没有显示出来。

在肿瘤放疗计划制定中,容积可视化技术的优势主要体现在显示解剖结构的细节。在轴位图像上进行神经、血管和淋巴结等结构的定义和分割非常浪费人力,通过 BEV 容积重建技术,可以直接清晰的显示出这些结构。这些结构的可视化,有助于治疗时对临床靶区(CTV)的调整。

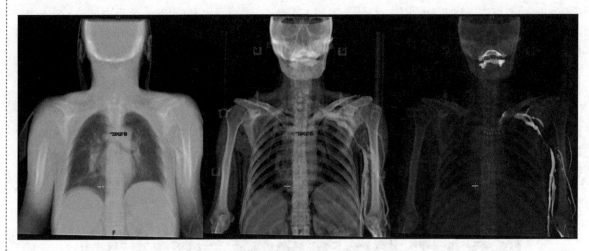

图 1-14 三种不同模式的胸部 DDR 显示图

容积可视化的难题在于,太多的组织需要重建,包括一些放疗计划制定时不需要的组织也需进行可视化处理。从一个给定的射线束方向显示治疗相关解剖结构,操作者利用互动工具可有针对性剔除不必要的组织,以更好地显示感兴趣区。

在治疗计划的操作界面中,显示了从影像数据中提取出来的感兴趣区解剖图像、射线束设置、修改工具等。如图 1-15 所示,为一例鼻咽癌患者在 Eclipse 治疗计划系统中进行 IMRT 计划设计的示意图。

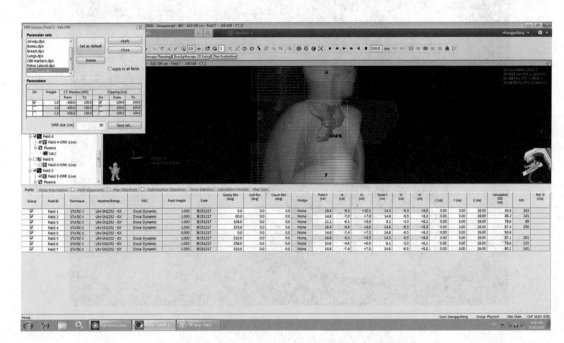

图 1-15 一例鼻咽癌患者 IMRT 计划设计的界面图

第十一节 治疗过程中图像获取与应用

如果分次治疗中患者 3D 校准图像的精度不够,会影响放疗计划的实施精度,因此验证图像必须符合放疗精度要求。2005 年,具诊断级别成像技术的放疗单元,即所谓的图像引导放疗(IGRT)应用于临床。目前加速器配备的成像装置主要介绍如下:

(1)X 片:具有较高密度对比的组织均可以用此法实现 IGRT,外来的高密度物质也有助于 X 线平片发挥作用,这与传统诊断 X 线基本一致。如乳腺癌术后术腔留置银夹,肝癌患者介入术后肿瘤区沉积的碘油颗粒及吞钡后的食管癌造影成像等(图 1-16)。

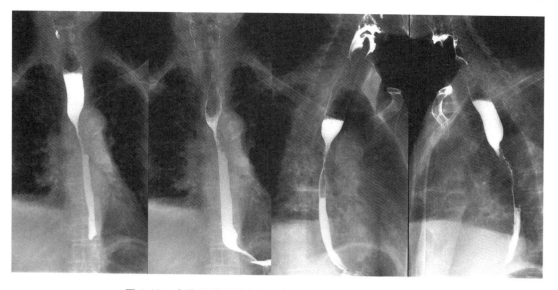

图 1-16　应用 X 线透视在不同角度下进行食管癌成像示意图

（2）透视图像：主要用于观察和纠正受呼吸运动影响较大的肿瘤位置。

（3）锥形束 CT：如图 1-17、图 1-18 所示。

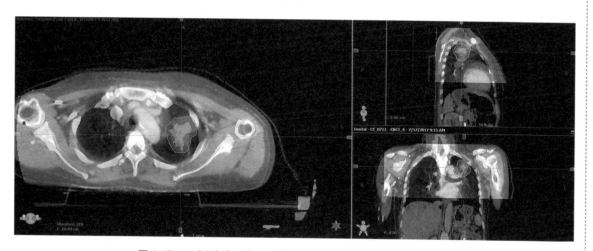

图 1-17　一例肺癌患者进行 CBCT 和计划 CT 图像的配准过程

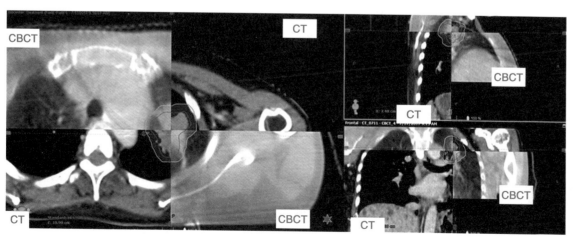

图 1-18　一例肺癌患者的计划 CT、CBCT 和二者配准后的融合图像

这些新型成像系统是对应用治疗射束采取 EPID 或射野胶片等方式获得 MV 级成像方式的补充。

每周通过射野胶片(定位或验证片)校正患者位置,这种成像相对于确定等中心的模拟定位胶片或 DRR 片来说对比度偏低。若等中心位置偏差小于 5mm,临床医生一般不予以修正。如果射野相对于解剖结构的运动,要求在一个平面内而不是开放的旋转。在整个分次治疗过程中,每一个照射野常规应获取 6~7 次的摄影图像。

对放疗中患者体位变化的监测与矫正,推动了 EPID 的发展和临床应用。

(尹勇 巩贯忠 尹丽 张伟)

扫一扫,测一测

治疗计划是确定最合适的照射方式的过程,包括以下五个基本步骤:①选择合适的定位和固定方法,保证患者摆位的重复性。②识别肿瘤的形状和位置(即靶区)以及周围邻近危及器官。③选择合适的布野方式。④评估计划剂量分布。⑤保证计划系统内的参数设置与治疗设备参数设置的准确一致性,使计算剂量能够准确传输到患者身上。

放射治疗计划设计和记录程序中,明确需要治疗或保护的范围,应对所涉及的靶区和正常组织相关区域进行定义。通过定义相关区域,实现临床实践中放疗计划的一致性、标准化及可交流性。通过对定义结构进行优化和加权,确保射束的角度大小、数量、路径和权重达到最大优化,处方剂量准确传输到肿瘤区域,达到治愈或缓解(症状控制)的目标,而早期和晚期放射毒性反应的发生及严重程度在预期可接受的范围之内。国际辐射单位与测量委员会(International commission radiological units,ICRU)50 报告(1993 年)对靶区的定义和相关不确定性进行了大量讨论,发表后得到放疗学术界的一致认可。后续 ICRU62 报告(1999 年)、ICRT71 报告(2000 年)ICRU83 报告(2010 年)进一步提出改进建议。目前国内外对肿瘤靶区和危及器官的勾画标准均以 ICRU83 报告(2010 年)为准,其中定义的主要区域包括:大体肿瘤区(gross tumor volume,GTV)、临床靶区(clinical target volume,CTV)、计划靶区(planning target volume,PTV)、危及器官(organ risk,OAR)、计划危及器官(planning organ-at-risk volume,PRV)、内靶区(internal target volume,ITV)、治疗区(treated volume,TV)及剩余危及区域(remaining volume at risk,RVR)等。GTV、CTV、OAR 分别代表着已知肿瘤区域、可疑肿瘤浸润区域和能接受一定照射、需要相应保护而影响处方剂量制定的正常组织。ITV、PTV、PRV 则是为了保证 CTV 获得足够剂量照射而 OAR 未超出可接受限值。

本章内容除包括放疗相关区域定义和勾画的基本原则,探讨相关的问题和不确定性外,还包括如何在日常临床实践中解决这些问题,对靶区和兴趣区所需的解剖数据进行详细描述,例如近年影像学技术进展发挥的作用等。

第一节　大体肿瘤区

GTV 是指可见的、可证实的大体肿瘤范围和其位置,包括原发肿瘤(GTV-T)和阳性转移淋巴结区(GTV-N)。通常原发灶和转移淋巴结应分开定义,但是当转移淋巴结与原发肿瘤无法分离(如鼻咽癌肿瘤侵犯咽后间隙)时,应定义为 GTV。

GTV 是临床医师通过详细体检和影像检查综合确定的,由于肿瘤具有一定的长度、宽度和深度,因此应使用正交 2D 或 3D 成像来识别 GTV。除了传统的临床检查以外,临床多采用多模态医学影像手段如形态学的影像手段 CT、MRI,以及功能影像 PET-CT 和功能 MRI 等。如某些肿瘤(如脑部高等级胶质瘤或扩散累及器官的肿瘤),其边界显示往往相对模糊,即使是具有较高的组织对比(CT 和 MR)的成像方法也不能精确地区分肿瘤边缘问题,形态学结合功能成像有助于 GTV 体积的界定。总之,勾画 GTV 时,应充分利用各种形态学、功能影像成像技术的优势,综合分析临床资料及影像学信息等做出准确的判断。

对于术后患者,肿瘤完全切除(R0 镜下无残留;R1 镜下切缘阳性)后接受放疗者,无须勾画 GTV。

第二节　临床靶区

临床靶区(CTV)是指包含 GTV 和/或存在微浸润或局部淋巴结扩散的亚临床区域。GTV 外存在的微浸润区,是综合考虑肿瘤生物学行为和临床行为、局部解剖结构、是否存在阻挡肿瘤浸润的屏障结构(如肌肉筋膜和骨皮质)或肿瘤易播散的组织(如脂肪间隙)、淋巴结引流特点等之后做出的判断。

尽管放射肿瘤学家一直在努力,但 CTV 勾画仍主要依赖于临床经验。对原发肿瘤和转移淋巴结 CTV 进行勾画时,可遵循已经发表的、通过将存在镜下转移的区域转化为 CT 或 MRI 确定边缘的指南共识,多个邻近的 GTV 可共用一个 CTV,当存在多个 CTV 时,建议有所区分。CTV 必须接受规定的处方照射剂量,否则无法达到肿瘤治疗的效果。

应注意,良性肿瘤 GTV 无须再进一步引入 CTV 概念。R0 或 R1 切除术后患者,通常无 GTV 而直接勾画 CTV。

第三节　内　靶　区

肿瘤区(GTV)和临床靶区(CTV)都是根据肿瘤形态和浸润特点,在静态影像上确定的,但实际情况中,GTV/CTV 位置随着器官或呼吸运动是不断变化的。当 CTV 的不确定性占据主导地位与摆位不确定性相互独立时,引入内靶区(ITV)概念是十分必要的。内靶区定义为器官或呼吸运动引起的 CTV 外界运动的范围。

ITV 范围的确定应使得 CTV 在其内出现的概率最高,以保证 CTV 在分次照射中,得到最大可能的处方剂量的照射。与下述的计划靶区一样,ITV 也是一个几何定义的范围,虽与肿瘤本身的特性无关,但随 CTV 在体内的位置不同而有差别。ITV 应在模拟机下或根据 CT、MRI、DSA 及 PET 的时序影像恰当确定。ITV 一旦确定,它与患者坐标系的参照物内、外标记应保持不变。ITV 在适形治疗和体定向治疗中具有特殊的意义和地位。

第四节　计　划　靶　区

计划靶区(PTV)是一个对治疗计划制定和评估的几何学概念,考虑内部和摆位不确定性而对 CTV 进行一定的外放,通常是临床医生在计划过程中定义的最终靶区,包含了 GTV 和 CTV。理想情况下,这个外放边界应该由不确定性分析决定。但在实践中,为了 CTV 获得足量剂量的照射,同时又使邻近危及器官不会接受过量的照射,外放的大小通常是这两个矛盾问题妥协的结果。因此,某些肿瘤(例如前列腺癌,前后方向不一样以保护直肠)将使用不对称的边缘外扩。

PTV 的勾画,应综合考虑肿瘤位置和机器机械参数存在的不确定因素,以及可能造成的后果,在三维方向上做一定距离的外放。与 GTV 和 CTV 这两个纯粹的肿瘤学概念、与任何治疗方法无关的概念形成对比的是,PTV 是一个纯粹的几何体积,不一定与组织或器官边界相对应。

第五节　治　疗　区

治疗区(TV)是指组织被一定等剂量曲线所包绕的区域,该处方剂量由临床医师制定,可达到治疗目的(即治愈或缓解)且并发症在可接受的范围内。TV 为接受处方吸收剂量区域,例如 95% 等剂量线(100% 在 PTV 中心)内的用于治疗计划的体积,通常形成一个较简单的形状,可能略大于或小于 PTV。使用三维治疗计划和适形技术将照射野塑造成 PTV 的形状,确保 TV 以尽可能窄的边缘覆盖 PTV。这确保了 PTV 被处方量覆盖的同时,周围的危及器官受量最小。

第六节　危 及 器 官

危及器官(ORA)是指与肿瘤靶区或处方剂量区相邻的组织器官,如果接受照射产生严重并发症,会影响治疗计划和处方剂量制定。虽然原则上,所有非靶区的组织均应视为OAR,但通常OAR的确定会因肿瘤性质、位置、治疗范围及时间等因素有所变化。例如,不同部位的放疗中,需要考虑的危及器官:

脑:晶状体、视交叉、脑干、海马、视神经等。

头颈:晶状体、腮腺、下颌骨。

胸:脊髓、肺、心脏。

腹部:胃、肝脏、脊髓、大肠、小肠、肾脏等。

骨盆:膀胱、直肠、股骨头、大肠、小肠等。

从功能角度来看,OAR分为并行器官和串行器官。其中串行器官或类串行器官被认为是包含链式功能单元,所有功能单元都必须予以保护,某一节段受到破坏将会影响整个器官的功能,例如脊髓、神经等;而并行器官或类并行器官的功能单元彼此间是独立的,一定数量的破坏并不会严重影响器官功能,当达到一个功能单元阈值的时候,整体器官功能显著受损,例如肺、脑和腮腺等。另外,一些器官兼有并行和串行组织的特点。如肾脏,肾小球是类并行组织,而远端肾小管则是类串行组织。评估OAR的剂量-体积限值和剂量体积直方图(dose volume histogram, DVH)时,通常串行器官表现为阈值二进制效应,当吸收剂量达到或接近最大耐受量时(如脊髓最高剂量 D_{max}),能够很好预测其功能丧失风险;而并行器官表现为分级剂量响应特点,以平均吸收剂量和特定剂量水平下的体积[如肺平均剂量 MLD 或 20Gy 的相对体积(V_{20})]进行损伤的预测。

危及器官勾画时,应注意串行器官照射体积对评估器官耐受的影响并不显著,管状器官如直肠进行全器官勾画非常浪费人力和时间,勾画室壁或者表面轮廓已足够。而并行器官的体积评估则非常重要,因此完整的器官勾画是必需的。

目前危及器官的剂量-体积限值主要是通过回顾性的临床观察获得,并转化为正常组织并发症概率(normal tissue complication probability, NTCP)曲线。现有大部分的数据都是来源于 20 世纪 70 年代和 80 年代,而那个时期尚未有 3D 影像系统,因此获得的剂量-体积信息缺乏可靠性,最近接受 3D-CRT 和 IMRT 治疗患者的吸收剂量、体积和 NTCP 关系的前瞻性研究已有陆续报告,将提供更多进行剂量优化时设置剂量-体积限值的证据。当分次剂量和总的治疗次数显著发生变化的时候,各器官耐受剂量应进行重新评估。

第七节　计划危及器官

计划危及器官(PRV)是指对 OAR 进行适当的外放以补偿因 OAR 位置不确定性和变化带来的误差,避免发生严重放疗并发症。通常情况下,对串行结构外放形成 PRV 更多见。当 PTV 和 PRV 的勾画有重叠时,为了保证足够的正常组织得以保护,计划系统中权重规则可以将 PTV 和 PRV 分割为多个小的部分,然后给予不同的限值。

第八节　剩余危及区域

患者的影像信息中,除 OAR 和靶区外的组织即为剩余危及区域(RVR)。RVR 会受所吸收的剂量影响,若未进行评估,在人体内无法发现可能会受到高吸收剂量的区域。除此以外,RVR 在评估晚期并发症的风险上非常有价值,对于可能获得长期生存的年轻患者来说 RVR 的勾画尤为重要。计划评估中按照 DVH 图显示,通过检查所有射束的剂量分布,在 CT 图像上逐层寻找 RVR 的高剂量区域。

以上各个靶区或区域的定义关系,如下图 2-1 所示。由此图可见,准确了解各个靶区的定义及相互关系对计划设计是相当重要的。

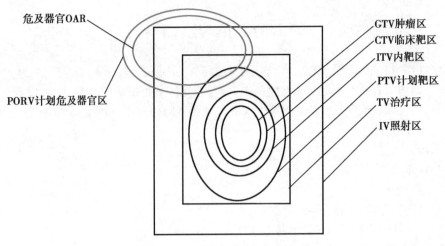

图 2-1　各个区域定义示意图

第九节　影响靶区定义的因素

一、图像方面

获取高质量图像是进行靶区、正常组织器官等区域结构定义的基础和治疗计划的重要构成部分。勾画靶区及正常组织区域非常耗时，在凹陷区域、肿瘤边界不清晰时容易出现随机误差。此外，计划过程中的其他步骤中也会引入其他随机和系统误差，导致治疗过程中出现错误。及时识别并尽可能消除错误和不确定性的来源至关重要。下面将讨论一些与靶区体积定义相关的公认问题。

良性肿瘤（如脑膜瘤、听神经瘤）很少侵袭周围组织，而且通常被包裹起来，肿瘤与周围正常组织的界限在影像上很清楚地显示出来。一些恶性肿瘤，如脑转移瘤、低度恶性脑胶质瘤和一些软组织肉瘤，影像学上也能较为清晰显示肿瘤边界。但当肿瘤呈现周围弥漫性浸润或肿瘤与周围正常组织在影像片上密度相似时，其边界存在一定的争议，甚至某些恶性肿瘤镜下病理显示肉眼边缘外延浸润可达几厘米。有关 GTV 的定义争议相对较少，但 GTV 与 CTV、PTV 之间的距离有很大的差别。例如脑部肿瘤，因为对富含脂质的神经组织来说，磁共振成像对软组织具有更高的分辨率，勾画 GTV 一般认为 MRI 优于 CT。

在某些情况下，肿瘤体积在 CT 和 MR 上勾画会存在显著差异。通过几种成像方式的综合互补，勾画靶区、危及器官范围时，才能更加精确。这需要将各种图像数据集映射到一个公共坐标系，通过空间变换，使同一解剖点在不同医学图像上实现三维空间位置的一致性，这一过程称为图像配准，如临床上 CT 和 MRI 图像的配准。图像配准后，将多幅图像融合成一张图像，称为图像融合。图像融合可以为放疗计划设计提供更丰富的信息，对临床诊断及精确放疗的实现起到积极的推动作用。图像融合算法主要有两类，一是基于像素灰度加权求和逐个处理法，二是基于图像特征的方法，前者相对简单，后者原理较复杂，但效果较好。融合图像的显示主要有伪彩显示法，以及使用三维数据进行体层显示和三维显示。目前，医学图像融合的模式还只是停留在体层成像方面（如 CT、MRI、PET 等），对于非体层成像（超声等）目前的融合技术还未能涉及。图像融合还有一些问题尚待解决，如没有统一的评价标准、不同信息间的兼容受限制、图像配准的方法等，都需要进一步更多的研究。

二、观察者之间的差异

同一组图像交给不同放射治疗专家勾画，会存在观察者间的差异。这与个人的经验、运用的勾画模式、对影像学资料的分析能力及勾画指南规范等均有关。为消除这种主观性、尽可能提高靶区一致性，计算机图像分析、肿瘤学和影像诊断知识的积累是缩小差异的核心因素，同时，在大规模病例积累基础上建立各类肿瘤靶区勾画规范也是一个重要的解决方法。

三、器官或呼吸运动

精确放疗技术出现后,器官运动对靶区的影响越来越引起关注。例如,前列腺癌进行根治性适形放疗或调强放射治疗时,TV 的形状基本与 PTV 的形状一致。这种情况下,前列腺的轻微运动都有可能导致治疗不足,导致肿瘤控制失败或危及器官剂量过高,从而产生严重并发症。例如,膀胱位于前列腺前方,是一个中空的肌肉囊,会定期扩张和收缩,且随尿液量不同体积不等。直肠位于前列腺后方,也是一个中空结构,根据直肠内气体和粪便的含量,直肠也会定期膨胀和收缩。在治疗前列腺癌时,扫描成像时一定要对膀胱和直肠加倍关注,确保膀胱和直肠充盈度基本相同,在随后的治疗过程中同样保持基本一致。通过射野观角度下的图像和剂量分布验证,已证明前列腺本身的运动不仅会导致 CTV 靶区位置变化,也可能导致膀胱和直肠壁落到 CTV 里面。有研究人员通过使用不透明标记粒子植入,以显示各器官运动的矢量和大小,优化 CTV 和 PTV 之间的合理外扩。

对于随着呼吸运动的器官来说,呼吸运动也影响靶区、正常组织的勾画及剂量分布。现代 CT 各横截面图像在整个呼吸周期中是随机获得的,为减少呼吸导致肿瘤靶区位移影响治疗,可通过三维方向上对靶区一定距离外放来校正。但呼吸导致的器官运动在不同方向可能并不是均匀的,同时增加周围危及器官照射后的并发症风险。解决的方案包括使用立体定向的身体框架限制呼吸运动或者使用呼吸门控系统,进行 CT 扫描和治疗过程中射束只在呼吸周期的预定阶段打开。分为基于主动或被动呼吸控制法,基于运动检测和同步照射方式等。

总之,靶区及危及器官的定义应遵照 ICRU 报告规范执行,并在计划设计及整个治疗过程中详细记录,保证科学性、规范性及可交流性。

（何侠　尹丽　吴君心）

扫一扫,测一测

调强放疗(IMRT)是指通过使用束流调整和多叶光栅技术,每个照射角度下射野内剂量呈现非均匀强度分布,从而达到最优化剂量分布的一种放疗技术。IMRT 的剂量分布更加贴合肿瘤靶区的形状,靶区外剂量跌落更加陡峭,已成为现代精确放疗临床应用的主流技术之一。IMRT 技术的实现至少需要两个系统:①放疗计划系统,计算出不同方向的各射野的非均匀剂量分布的照射计划,使得正常组织的受照剂量最小,靶区受到的剂量最大。②可以按计划要求进行非均匀剂量分布照射的投照系统。

IMRT 计划的基本原理是用不均匀照射强度分布的射野从不同的方向(或连续旋转)来治疗患者,这些被优化过的射野,可以使靶区受到高剂量照射,而使周围正常组织的受照剂量在耐受范围之内。治疗计划系统可将每个方向射野分成大量的小子野,各个子野的强度或权重由计划系统来确定。射野的优化过程即逆向计划设计过程,通过调整各子野的权重或强度,以满足预期剂量分布的要求。

IMRT 计划优化的准则由设计者来确定,治疗计划的射线参数通常由计算机进行优化。目前使用的逆向计算法,根据治疗处方剂量和所需剂量分布要求,自动进行射线参数优化,计算每一个给定方向上射野的最佳注量,生成的射野注量文件以电子文档的形式传到具备调强功能的加速器上,在计算机系统的控制下,按照计划实施调强放疗。

IMRT 计划设计涉及数学、物理、统计学和计算机科学等多学科知识,本章节将详细介绍 IMRT 计划设计的基础知识如算法、优化模型等。各类常见肿瘤的 IMRT 计划设计,将在本教材的第三篇计划设计专题中做详细介绍。

第一节　调强放射治疗计划概述

IMRT 治疗计划通过计算机逆向优化,确定最佳的射线参数,使得到的治疗计划与临床需要最大限度上近似。从数学理论上讲,图像重建、图像恢复、信号处理和投资组合等都可作为一个逆向问题将其程序化。逆向问题是指那些输出或结果已知,但原因未知的问题。不同逆向治疗计划系统之间的差别主要在于其特定的输入、输出参数和选择最终解决问题的技术标准。具体到放疗,输出结果通常包括理想的剂量分布,一组理想的剂量体积直方图(DVH),甚至还包括肿瘤控制率(tumor control probability,TCP)和正常组织并发症概率(normal tissue complication probabilities,NTCP)等信息。逆向治疗计划系统输入参数优化与治疗计划具体实施的相互依赖性非常强。通常在优化之前,射野的数量、方向一般都需要先以经验而预设。每个射野都要分解为笔形束图,笔形束的大小一般为 $(1 \times 1)\, \mathrm{cm}^2$。逆向治疗计划的任务是确定最佳笔形束分布和所有笔形束的相对权重。

假设 IMRT 使用 6 个射野,如果将每个射野分为 100 个笔形束,每个笔形束有 10 个射线强度水平,最终就会有 $10^6 \times 100$ 个在物理上可行的治疗计划,相比之下 6 野的 3DCRT 治疗计划的数目则少了很多。在不使用楔形板时，则会有 10^6 个物理可行的治疗计划（其中许多治疗计划可以首先从候选治疗计划中淘汰出去，因为其产生的剂量分布是临床不可接受的）。对于给定的理想剂量分布 D_0，IMRT计划优化的任务，就是在可行治疗计划池 $\{D\}$ 中找到与 D_0 最类似的治疗计划 D，即与 D_0 差别最小的治疗计划。治疗计划常用的优化方法是在 L^2 标准的基础上尽量缩小 D 和 D_0 之间的差距。为了治疗使用，通常会引入一个重要性因子 r_δ，用以控制结构 δ 的相对重要性。引出如下二次目标函数如式(3-1)：

$$F = \frac{1}{N} \sum_n r_\delta [D_c(n) - D_0(n)]^2 \tag{3-1}$$

其中，r_δ 是重要性因子，它的权重决定了结构 δ 的重要性，借此将临床权衡策略参数化。D_0 和 D_n 分别是处方剂量和计算出的剂量。在统计学分析中，这个函数的优化本质上就是最小二次方估算。除了公式(3-1)以外，许多其他类型的目标函数也可用于治疗计划的优化进程。

第二节 逆向调强的优化方法

逆向问题的处理，是根据基本假设模型选择最终解决方案。目标函数将候选治疗计划量化，而函数的优化则会生成最佳的参数。传统治疗计划设计中，目标函数依赖于射线权重、楔形板角度和射野方向。而IMRT计划中，目标函数是一个笔形束权重函数。理想的目标函数，能满足肿瘤学/物理学专家的要求，除对给定的治疗计划（相当于一组参数）进行分级，同时兼顾筛选结果符合临床判断。但实际操作中，数学模型的计算结果与临床决策之间存在着差距。由于人为设定目标函数的主观性不可避免，在治疗方案优化之后，必须对优化方案和治疗计划进行评估，确保所谓"最优"的解决方案有临床治疗意义。否则，一个优化良好的治疗计划仅仅只解决了一个数学问题罢了。

一个优化良好的治疗计划，能否应用于放疗临床实践，还必须考虑剂量学和放射生物学因素、优化模型使用算法及医生和患者对风险和效益平衡的要求等。近年计算机、逆向计划算法和成像技术等多方面的进步，大大提高了IMRT计划设计及优化的质量，但未来之路仍任重道远。根据用于评价治疗计划的终点（指标）、或用于确定最佳治疗计划的评价指标不同，目前常用优化方法分成四类：①剂量为基础的优化。②临床知识为基础的优化。③等效均质剂量（equivalent uniform dose，EUD）为基础的优化。④TCP或NTCP为基础的优化。应注意每种优化法的逆向治疗计划，在临床决策的制定和实施过程中各有利弊。

一、以剂量为基础的优化形式

公式(3-1)的二次目标函数是这种类型的代表，剂量和/或剂量体积优化的效果，与剂量分布或DVH有关。通常DVH和其他的物理限制条件显示临床要求，而剂量或剂量-体积处方则代表对有临床意义结果的期望。基于此，剂量为基础的方法应用最为广泛，同时也是各个商用IMRT计划系统的基本选择。有以下两个方面的优势：首先是物理剂量目标得以在临床实践中体现，由于使用生物模型进行预测的不确定性往往超过其指导意义，因此剂量为基础的优化形式应作为首选，但其应用价值的评估需要一段时间后进行；其次，物理剂量与优化参数密切相关，故可以使用较简单的二次剂量方程等数学模型，如公式(3-1)。

二、以临床知识为基础的优化形式

剂量为基础的目标函数并不能真正反映剂量与肿瘤及正常组织反应之间的非线性关系，因此将临床终点纳入治疗方案优化过程非常必要。实际工作中，我们通常认为兴趣区发生的临床事件，是由某个剂量分布或DVH决定的，而低估了剂量本身的复杂性。例如腮腺，67%体积受到15Gy照射，45%体积受到30Gy照射或24%体积受到45Gy照射，其临床终点是一样的。但用公式(3-1)的剂量目标函数，3种不同的剂量设定得到的等级会有所不同。单纯使用剂量-体积限制，将这种剂量限值纳入正确的照射反应生物模型中是非常困难的。为克服这些难题,优化过程中应将限制作为一种"临界条件"(有许多方法可以将限制条件优化问题转换成等效的带有不同目标函数的无限制优化问题),而并不改变不同治疗计划的剂量学等级。Yang 和 Xing 开发了以临床知识为基础的优化方法,核心是把预知达到临床终点事件的数据用于指导计划优化过程。

以临床知识为基础的优化方法中,一个治疗计划的优劣通过启发式的目标函数进行衡量,此函数不仅取决于剂量属性,还取决于剂量-体积状态,使得利用器官的临床数据成为可能。如上述腮腺的例子,三种不同的 DVH 将由此函数进行同等计分,腮腺最终的剂量分布或 DVH 将由其他结构限制条件的优化算法所决定,即如果必须从这三个可能性中选择一个,其他结构优化中获得高分的一个会成为首选。此外,治疗计划的选择还取决于特定患者几何学与剂量学细节。

需要特别指出的是,优势 IMRT 临床结构数据的疏忽或欠考虑都会产生较大的不确定性。所谓"欠考虑",是指没有足够的临床资料用于指导所有治疗计划的客观级别。因此,有必要为治疗计划分级开发一个插值或外推的策略。基于公认的剂量反应模式,Yang 和 Xing 的工作是非常有意义的,以临床实践为基础的模型允许我们根据其临床价值更客观地对治疗计划进行分级,而无须依赖于生物指数基础或 EUD 基础的优化方式。

三、以 EUD 为基础的优化形式

EUD 为生物等效剂量,就是在实际放疗中用不均匀的剂量分布产生相同的细胞杀伤作用(引入均质概念)。EUD 利用了组织生物学的知识,在剂量分布优化中引入 EUD 概念,具有更好的科学研究和临床应用前景。可以表述为公式(3-2):

$$EUD = \left(\frac{1}{N} \sum_i D_i^a \right)^{\frac{1}{a}} \tag{3-2}$$

式中,N 是兴趣解剖结构的体素数量;D_i 是在第 i 个体素的剂量;a 是描述肿瘤或正常组织中剂量体积效应的具体参数。EUD 公式基于复杂的生物系统对刺激产生反应的必然规律。

与传统生物学指标相似,EUD 呈现的是剂量-反应关系。因此,它代表着剂量与反应之间的关系。同时,它与物理剂量关系也十分密切。基于 EUD 的目标函数可以表示如式(3-3):

$$F = \prod_j f_j$$
$$f_T = \frac{1}{1 + \left(\frac{EUD_0}{EUD} \right)^n} \tag{3-3}$$
$$f_{OAR} = \frac{1}{1 + \left(\frac{EUD}{EUD_0} \right)^n}$$

式中,f_j 代表肿瘤或正常组织。以 EUD 为基础的优化方法有如下优势:①公式简单;②此公式既适用于肿瘤也适用于使用不同参数的危及器官(OAR);③与剂量体积为基础的优化或其他生物指标为基础的优化不同,没有计划参数。与以剂量-体积为基础的优化相比较,EUD 为基础的优化能够产生相同的或更好的肿瘤靶区剂量覆盖,更好地保护 OAR。在改善 OAR 剂量分布时,EUD 为基础的优化有更大的搜索空间。这是因为限制条件或预期目标是由整个器官决定的,而非部分器官体积决定,所以 EUD 优化可以用于搜索和评估 DVH 不同、而 EUDs 相同的多个治疗计划。

EUD 概念也被纳入物理剂量优化框架之中,如凸集投影法。在此方法中,EUD 作为优化的限制条件。在反复优化过程中,如果一个器官超过了 EUD 限制,就会重新计算剂量分布,并将其加入所有剂量分布的凸集之中,以便所有剂量分布都能满足 EUD 限制要求。该方法与单纯的物理优化相比,过程略显复杂,但该算法容易实现,对于物理限制很难进行优化的并联器官,可提供更好地保护。

四、以生物模型为基础的优化形式

支持以生物模型为基础优化观点的学者认为,治疗计划的优化应遵循生物效应。生物效应和辐射参数二者通过剂量-反应函数产生关联。然而,二者之间并非一一对应的关系。一个特定的生物学终点可产生许多不同的剂量分布,如果用剂量为基础的模型去优化和评估,这些剂量分布的得分亦存在差异。理论上,生物基础模型与放疗计划等级最为相关。然而,不同组织结构的剂量反应函数还未明确,故该模型在优化上的应用仍有很大的争议。

以生物模型为基础的逆向计划,其目标是维持 NTCP 在可接受的范围之内,实现 TCP 的最大化。在剂量和剂量体积的限制上,往往要保证其结果与医生临床判断的一致性。Brahme 和 Kallman 在他们的模式中使用了简单控制可能性,即 P+。实际上,将剂量反应指数用于优化也存在一些问题,如剂量反应为基础的优化会导致靶区剂量分布非常不均匀。此外,依照某一剂量-反应指数(例如 TCP、NTCP 和 P+)去制定优化标准,对于临床医生而言非常困难,而将两个或两个以上独立优化的计划进行合并就更为困难,这是因为所指定的 TCP 和 NTCP 可能并不切合临床实际需求。鉴于这些问题,以生物模型为基础的剂量优化仍处于研究探索阶段,还未真正成为商用 IMRT 质量计划系统的一部分。

第三节 调强计划的优化模型与算法

计划中的剂量优化归根结底是权衡靶区和 OAR 的受量,各定义结构的目标要求需考虑多个因素,优化过程中,多个因素被加入目标函数中,最终实现权衡策略参数化。首先要考虑不同解剖结构剂量分布的适形度,其他目标要求也要满足,如剂量热点、均匀性等,从而确定最终方案。现有的多数治疗计划系统,都可将权重因素作为优化参数。但在计划优化之前,无法预估权重因素的影响,即优化参数如何设置,需要经过适当的训练才能获得。

根据求解途径的不同,基于逆向 IMRT 计划系统的计算方法可分为两大类。

一、解析法

积分方程的逆向求解,所运用的数学方法为反投影算法。实际上,这是计算机断层成像(CT)重建算法的逆过程,该算法通过使用一维强度函数重建出二维图像。如果假定剂量分布是一个点剂量核和核强度分布的卷积,那么其逆过程就可以实现,即通过对所需的剂量分布进行反卷积可得到剂量核,如此可获得患者体内的核强度和注量分布,然后这些注量分布被投射到各个不同的几何位置。

解析法不同于 CT 三维重建,为达到目标剂量分布,入射注量有可能出现物理上无法达到的负束流。如果不允许子野权重为负值,其精确解并不存在,虽然可以通过强制负值权重为零来解决,但不可避免地造成实际剂量分布与目标剂量分布存在偏差。因此,研究人员提出了同时应用解析和迭代的新算法。

二、迭代法

迭代法优化算法是通过迭代调整分配给定的若干射线束子野的权重,以便最大限度地降低罚分函数的值,从而找到子野权重的最佳组合。

在放疗计划的优化中,迭代算法的应用最为广泛。从最初的近似解法开始,逐渐产生了一系列的解决方案,这些优化方法互相衔接。对于大的系统,特别是大型的线性系统来说,迭代算法在计算机存储和计算时间方面都是非常有优势。可用的迭代算法大致可以分为非衍生为基础的算法和衍生为基础的算法。前者仅将一个目标函数与系统方法结合起来去搜索解决方案。这种技术通常直观、易于实施,特别适合于简单的系统及教学例证。对于复杂的系统,集合行为与更复杂的基于梯度搜索技术同样不好。在这种情况下,计算成本损失可能超过了计算所获得的收益。

所谓罚分函数是表示目标值与期望值之间的偏差。例如,罚分函数可能是最小二乘函数如式(3-4):

$$C_n = \left\{ \left(\frac{1}{N}\right) \sum_r W(\vec{r})\left[D_o(\vec{r}) - D_n(\vec{r}) \right]^2 \right\}^{0.5} \tag{3-4}$$

式中，C_n 是 n 次迭代的罚分值；$D_o(\vec{r})$ 是在患者体内某一点 $(\vec{r})$ 的目标剂量；$D_n(\vec{r})$ 是该点的计算值；$W(\vec{r})$ 是不同组织器官对罚分函数贡献的权重因子（相对重要性），然后，对 N 个剂量点数值求和。因此，对于靶区，罚分是目标（处方）剂量和实际计算剂量的差的均方根；对于关键器官，罚分是零剂量（或可耐受的低剂量值）与实际剂量的差的均方根。总的罚分值是所有靶区和相关器官的罚分乘以各自权重之后的和。

迭代优化算法力求在每次迭代时最大限度地降低总罚分值，直到与预定的目标剂量分布接近。如式（3-4）给出的二次罚分函数只有一个极小值。然而，当对各个不同方向的所有子野权重进行优化，以寻求全局极小值时，同样的目标函数可能包括多个局部极小值。因此，在迭代过程中有时有必要接受较高的罚分值，以免误选局部极小值。现在提出的模拟退火的优化过程，允许系统在寻求全局极小值的过程中存在一些局部较高罚分值。

模拟退火，取名源自金属退火过程。金属退火的过程要缓解冷却，以免出现无定形状态，如果温度下降太快，会导致该状态的出现。在类似模拟退火过程中，由概率函数决定是否采纳罚分值的变化。换句话说，如果 $\Delta C_n < 0$，变量的变化均被接受。但是，如果 $\Delta C_n < 0$，变量变化被接受的概率为 P，如式（3-5）：

$$P_{acc} = \exp-(\Delta C_n / \kappa T_n) \tag{3-5}$$

式中，$\Delta C_n = C_n - C_{n-1}$；$\kappa T_n$ 类似于 n 次迭代的热能（它与 ΔC_n 有相同的量纲）；T_n 可以认为是温度；κ 为波尔兹曼常数。在开始模拟退火时"热能"很大，变量的微小变化均能引起罚分值的较大变化，它被接受的概率就非常大。随着优化过程的进行，根据式（3-5）接受的概率呈指数下降，从而使系统获得最优解。Web 把这个过程描述为类似于一个滑雪者从山顶降到谷底的过程。

模拟退火算法是蒙特卡罗算法的拓展，由 Metropolis 及其同事发明。该算法试图通过模拟相互作用的粒子行为找到最佳的解决方案，这些相互作用的粒子逐渐冷却，达到基态时可以维持热平衡。物理退火时，因整个系统加热，系统中的每个组成部分均具有更多的随机性。为此，每个变量都会暂时赋予一个假设值，这个假设值通常与能量无关，系统会寻找更高能量级的配置。该算法采用随机搜索，既可以接受目标函数减少的变化，也可以接受目标函数增加的变化。其配置的概率由温度控制，由式（3-6）得出，

$$P = \begin{cases} 1 & If\ \Delta F < 0 \\ \exp\left(-\dfrac{\Delta F}{T}\right) & Otherwise \end{cases} \tag{3-6}$$

式中，ΔF 是目标函数的增加；T 是系统温度。根据专家实践经验选择一个合适的冷却时间，带有较高目标函数值配置的概率随温度逐渐降低。当选择的开始温度高于目标函数的最高值时，后者为随机系列的不同配置计算而得。理论上，即使在局部存在概率极小的情况下，该算法能够找出一个多维目标函数以获得整体最低值，即具有全局收敛性。读者欲更详细地了解模拟退火算法，可参阅其他相关文献。

逆向计划设计对所输入患者数据的要求与正向计划设计相同。在进行调强放疗计划时，三维图像数据、图像配准和分割都是必需的。对于每一个靶区（计划靶区 PTV），用户输入的剂量限制是：最大剂量、最小剂量和剂量体积直方图。不同的调强软件，在进行优化强度分化和计算及由此产生的剂量分布之前，用户可能需要手动设定诸如射线能量、照射方向、迭代次数等其他数据。调强放疗计划评价与"传统"三维常规放疗计划的评价相同，即观察正交平面的等剂量曲线、单个层面的等剂量分布和三维等剂量面。剂量体积直方图为靶区和危及器官剂量分布提供了另一种形式的补充信息。

可接受的调强放疗计划生成后，每条射线束的强度分布都以电子文档的方式，传送到配置有合适

软硬件加速器上实施。因此,IMRT 计划实施时要求治疗计划和实施系统必须整合,以确保最大限度地实现准确和有效的治疗。由于全过程的"黑匣子"性质,调强放疗的实施需要严格的计划验证和治疗保证程序。

第四节　调强计划的实施

医用加速器产生的 X 线束经过均整块平整后,再由四块独立的可移动准直器限定为强度分布均匀的矩形野。虽然扫描束加速器(例如回旋加速器)具有调节初级扫描束强度的能力,可以均匀地改变射线束预准直前的剂量,但不能改变空间剂量分布,加速器必须配备相应可以把均匀的矩形剂量分布转变成所需的任意分布形状系统。

目前的调强系统,包括补偿器、楔形板、挡板、动态准直器、移动条、多叶准直器、断层准直器及各种强度的扫描线束,其中后五种可以实现动态调强。补偿器、楔形板及挡块是手工技术,相对费时、效率低下,不属于现代调强放疗系统。动态准直器适合产生楔形剂量分布,但比传统金属楔形板并无明显优势。扫描束加速器可以提供调强射线束,在等中心处的光子"笔形束"的高斯半宽度达 4cm,本身无法达到充分调强所需的分辨率,但线束扫描时辅以动态多叶准直器,可以解决上述问题,在此方式下,还可增加一个调强自由度。带有能量调节的动态多叶光栅是一个强大而复杂的技术方法,目前只能在扫描束加速器上实现。

对直线加速器来说,计算机控制的多叶准直器是提供调强线束最实用有效的设备,与这一技术产生竞争的是基于断层治疗的准直器,即由 NOMOS 公司开发的 MIMiC 多叶调强准直器和由威斯康星大学研发的 Tomo 准直器。

计算机控制的多叶准直器(MLC),不仅有利于常规射线束孔径的适形,也可以通过编程实现调强治疗,MLC 调强有三种不同的方式。

一、多个静态野的生成

多射野照射时,每个射野又被细分为一系列强度水平均匀分布的子野。子野由多叶准直器形成,并在一批计划中以无须操作员干预的序列方式一次性生成。当叶片移动到下个子野过程中加速器关闭。每个子野生成的剂量逐渐累加,复合后得到由 TPS 计划的调强射线束。完成一个射野的照射后,机架转动到下一个射野的入射角,开始该射野若干子野的照射,这就是所谓的"静态调强"。Bortfeld 等已对创建子野和设置叶片序列来生成所需的强度调节的理论进行了论述:一维调强以离散的剂量间隔形式产生,故 MLC 形成了大量子野,每个静态子野照射设定剂量。若 10 个单独的子野通过叶片指定方法生成,即"叶片收缩"方法。另外的方法即所谓的"叶片扫描"。这两种方法是等价的,累积的 MU 数目相同。事实上,如果 N 为子野的数目,它已被证明有 $(N!)^2$ 种可能等效的序列。二维调强通过整个多叶准直器创建的许多大小不同和形状各异的子野组合来实现。

静态方法的优势是减少了实施过程中工程学和安全方面的问题,实施简单、易于质量控制等,其缺陷是射线束在不到一秒的时间内进行开关转换时,一些加速器可能会存在稳定性的偏差。使用栅控电子枪可以解决这个问题,可以实现百分之一 MU 之内检测射线发出和中止,但不是所有厂家的直线加速器上都安装了栅控电子枪,且增加栅控电子枪后治疗时间延长、射线利用率低。

还有一种动静态结合的调强模式,叶片从一个固定的子野位置移动到下一个位置,射线始终都在连续照射。这种技术的优势在于可以"模糊"单纯静子野照射时的剂量阶梯效应。

Bortfeld 等展示了一套使用相对较少的步骤(10~30 个,覆盖 20cm 宽的射野)实现误差在 2%~5% 范围内调强剂量分布方法。在不到 20min 内可以进行九野调强照射,包括机架旋转时间。

二、动态叶片调强技术

相对应的叶片同时单向移动,每个叶片以各自不同的速度运动,从射野的一端移向另一端,并分别为时间的函数。在叶片之间存在空隙即开放的时间内,使射野内不同的点获得不同强度的剂量。

这种调强方式有以下几个名字："滑窗技术""叶片跟随技术""相机快门技术"和"多间隙扫描"。

动态多叶准直器的叶片由马达驱动,能达到每秒超过 2cm 的速度移动。叶片运动由一台计算机控制,它可以精确的定位叶片的位置及运动速度。确定叶片速度文件的问题已得到解决。该解决方案并非唯一,而是一套优化算法,包括叶片以尽可能大的速度移动和最短的治疗时间精确地提供调强计划。

动态调强的基本原理可以理解为,一对叶片形成一个空隙,引导片以速度 V_2 移动,跟随片以速度 V_1 移动。假设射线输出时未穿过叶片,无半影,无散射,加速器中时间 t 用剂量仪的跳数 MU 表示,叶片位置是时间 t 的函数,他们在 x 位置的停留时间分别为 $t_1(x)$,$t_2(x)$,则在 x 坐标处强度 $I(x)$ 为他们的时间之差:

$$I(x) = t_1(x) - t_2(x) \tag{3-7}$$

$$\frac{dI(x)}{d(x)} = \frac{dt_1(x)}{dx} - \frac{dt_2(x)}{dx} \tag{3-8}$$

或:

$$\frac{dI(x)}{d(x)} = \frac{I}{V_1(x)} - \frac{I}{V_2(x)} \tag{3-9}$$

为尽量减少总的治疗时间,优化技术是以允许的最大速度 V_{max} 移动其中一个较快的叶片,调节较慢的叶片的速度。如果 $dI(x)/d(x)$ 的变化率为 0,然后根据式(3-9),这两个速度相等的,并应设置为最大值。如果变化率是正的,那么叶片 2 的速度高于叶片 1,因此它被设置为最大速度;若变化率是负的,那么叶片 1 的速度设定为最大值。一旦速度更快叶片设置为最大值,对于速度较慢的叶片,可通过式(3-9)确定其速度,如式(3-10)、式(3-11):

$$\left.\begin{array}{l} V_2(x) = V_{max} \\[2mm] V_1(x) = \dfrac{V_{max}}{1 + V_{max}\left[dI(x)/dx\right]} \end{array}\right\} \text{when } \frac{dI(x)}{dx} \geq 0 \tag{3-10}$$

$$\left.\begin{array}{l} V_1(x) = V_{max} \\[2mm] V_2(x) = \dfrac{V_{max}}{1 - V_{max}\left[dI(x)/dx\right]} \end{array}\right\} \text{when } \frac{dI(x)}{dx} < 0 \tag{3-11}$$

总之,动态多叶准直器的算法基于以下原则:

(1) 如果强度曲线的变化率是正值(能力增加),引导叶以最大速度移动,跟随叶提供必要的调强。

(2) 强度曲线的变化率是为负值(能力降低),跟随叶以最大速度移动,引导叶提供所需要的调强。

三、旋转调强技术

旋转调强技术(intensity-modulated arc therapy,IMAT)由 Yu 等开发,通过使用动态多叶准直器形成射野,同时以旋转机架的方式进行治疗,不同方向上的射束形状和强度不断动态变化实现射束强度调整。该方法类似于静态调强,将一个射野分为强度一致的多个子野,通过子野剂量叠加来产生所要的剂量分布。但是,多叶准直器动态形成的每个子野,在机架连续旋转时射线束一直照射。叶片以相同的时间间隔移动到一个新的位置,这可以提供多次重叠的旋转扫描。每次旋转扫描在每个机架角度提供一个子野,继而在一个新的旋转扫描开始以提供下一个子野,直到所有的旋转扫描完毕和子野结束。每个旋转角度的强度等级和所需的角度数目取决于治疗的复杂程度。一个典型的治疗需要 3~5次旋转,操作的复杂性与传统的旋转扫描相似。

IMAT 算法将二维强度分布(通过逆向治疗计划获得)分为数个多对叶片生成的一维强度曲线。强度曲线被分解为使用多次旋转的子野所生成的不相关的强度水平。每个子野的叶片位置取决于所选择的分解模式。如前所述,对于只有一个峰的 N 种水平的强度分布需要有 $(N!)^2$ 种可能的分解模式。这种分解模式由计算机算法决定,其在每个叶片的左右边缘会产生射野的间隙。为了提高效率,叶片定位每一边使用一次。对于大量可用的分解模式来说,这种算法适用于需要多叶准直器叶片移动最短距离的子野。

如前所述,子野的叠加实现了每个照射方向射野强度调节。一组叶片对定义为射野叠加实现一维的强度调节,多叶准直器所有叶片则实现二维的强度调节。

当然,IMRT 和 IMAT 只是调强放疗中最常见的两种实现形式,还有螺旋断层放疗等也可以完成调强放疗,目前在国内应用较少,所以在此不详细描述。

(尹勇　巩贯忠　曹艳娟)

扫一扫,测一测

第二篇 放射治疗计划系统

本篇介绍放射治疗计划系统的结构功能与应用,包括临床常用TPS计划系统、放疗计划评估及计划系统质量保证与控制,共三章。

放射治疗计划系统(TPS)是一套专用计算机系统,通过一个或多个算法对患者体内吸收剂量分布进行计算,模拟计划实施。放射治疗计划系统应首先对放射源建模,在安装阶段根据模型要求建立相应的束流及参数数据库。在对患者设计计划时,首先向治疗计划系统输入图像,通过介质或网络,系统获得关于患者的病变及重要器官与组织的信息,并进行密度场的重建,完成对患者建模。医学物理师结合医用加速器参数,设计治疗计划先进的治疗计划系统可提供自动优化功能,治疗计划系统给出治疗计划的模拟结果,通过一种或多种评价方法,对已设计的计划予以评价,经过反复修正和完善,最终获得用于临床的详细可行的治疗方案。

这一部分内容中,学生应重点掌握放射治疗计划系统常用功能及计划评估的方法与原则,这对理解放射治疗计划的质量水平有着重要意义,也是后续各类常见肿瘤放疗计划设计与评估的前提基础。

近年来随着影像学、生物学、计算机技术及医用高精放疗设备的进步,传统的二维放疗已经被三维精确放疗模式取代。现代三维放疗实现了肿瘤靶区局部的高剂量照射,靶区剂量分布更均匀,同时能够较好地避开周围的危及器官(OAR),减少并发症的发生,从而提高了肿瘤的局部控制率,减少局部复发。三维放疗计划系统是实现放疗方案得以临床实施的重要媒介与工具。因此,本章中将对目前其功能及几大常用系统进行介绍。

第一节　放射治疗计划系统常用功能

放射治疗计划系统是放射治疗过程的重要环节,一般包含以下功能:患者影像数据输入、治疗靶区和危及重要器官勾画功能、多模态影像融合功能、三维影像显示功能、计划设计功能、计划评估功能、放射计划输出功能、计划报告生成功能、计划质控、计划数据的备份与恢复等功能。

一、患者影像数据输入输出及可视化

放射治疗计划系统提供医学数字成像技术(digital image correlation method,DICOM)影像接口,通过网络、光缆和影像存储与传输系统(picture archiving and communication systems,PACS)等实现DICOM格式患者影像信息的数字输入及远程传输,并可对影像信息进行编辑,CT组织密度的修正,图像的电子密度、几何尺寸及体积等测量,窗宽窗位的调节等功能,冠状位、矢状位等重建显示,各组织器官的三维重建显示,CT、MRI、PET等多模态影像融合配准功能。放射治疗计划系统对CT影像有如下要求:①断层面的轮廓应完整。如果因CT机视野较小而使双侧轮廓缺损,则在勾绘修改体轮廓时需人工补充复原。②对于靶区病灶或重要敏感器官,扫描的层间距要小,最好2~3mm,不超过5mm,头部立体定向放射外科系统要求扫描包括头顶,体部立体定向放射外科要求扫描包括完整的组织器官。③顺序扫描,不能重复扫描或反向回扫,否则计算机会拒绝接受或重建后失真,部分头、体部的立体定向放射外科系统还明确规定只准出床扫描,以便正确建立坐标系统。

二、靶区、危及器官等结构的勾画

放疗计划系统对体表、肺、骨等密度对比明显的组织器官边界,能自动探测提取和重建,而边界相对模糊的器官和病变,可以人工勾绘,或先自动提取再进行人工修改。放疗计划系统提供笔刷、涂改、擦除等图像处理软件工具。

三、计划设计与剂量计算

放疗计划系统利用CT值进行组织密度刻度和自动修正;可精确进行挡块,多叶准直器,独立光栏,不规则射野,动态楔形野,任意楔形角,组织补偿,调强和野内不等厚补偿,多弧非共面旋转野或多个非共面固定野等复杂,特殊投照技术的剂量计算,并具有对斜入射,三维散射,改变权重等进行计算和修改的功能。也可进行电子线计划设计。

放疗计划系统中,精确计算患者体内剂量分布占有重要地位。剂量计算的精确度决定了放射治疗计划的设计质量,是帮助临床医师做出合理治疗的关键。当前计划系统中剂量计算方法,已经逐渐从基于修正计算法向基于模型的剂量计算方法或两者结合的方向演化。基于修正的剂量计算方法主要包括矩阵法和函数法,这类方法概念简单、维护方便,主要在放疗初期使用。基于剂量计算模型法全局考虑射线与物质原子的相互作用,提高了计算精度,根据模拟散射粒子传输方式的不同,分为半解析法和直接解析法。根据计算方法不同,半解析法分为散空比方法,Delta 模型法和基于卷积/叠加的剂量计算方法,其中前两者未得到广泛应用,基于卷积/叠加的剂量计算方法因计算精度较高、优化时间较快等特点,成为目前主要采用的剂量计算方法之一,包括点核模型、笔形束模型和平面核模型剂量计算法等。临床常用的有筒串卷积(collapse cone convolution,CCC)算法、光子束的笔形束卷积(pencil beam convolution,PBC)算法、各向异性分析(anisotropic analytical algorithm,AAA)算法等。直接解析计算法主要包括蒙特卡罗法以及基于线性玻耳兹曼输运方程(linearized Boltzmann's transport equation,LBTE)的确定性粒子剂量计算法,其中蒙特卡罗法是目前放射治疗计算方法中精度最高的方法。

各类计划系统采用了不同剂量计算方法,无论采用光子线 CCC、PBC、AAAA 或蒙特卡罗算法,还是电子线的蒙特卡罗计算,其剂量计算误差应小于 3%,对个别特殊照射可放宽至 5% 以内。

四、自动设计与优化功能

放疗计划系统进行逆向治疗计划设计时,先由放疗医生提出剂量分布的最终要求,然后物理师根据医生的要求,设定优化条件,放疗计划系统软件通过逆向设计,实现各治疗参数的优化组合。放疗计划系统能自动布野,自动选择楔形角及挡块,优化入射角,可人工或自动优化放疗计划设计,当有定位标志时,可自动进行几何定位校正,并有各层图像自动对准功能;可做多靶区多中心的多计划治疗方案。

五、剂量显示和计划评估

放疗计划系统可给出靶区内的各类标化剂量、平均剂量、最大剂量、最小剂量、参考点剂量,能显示剂量-体积直方图 DVH、各重要器官及靶区的剂量汇总、体积剂量(volume dose)、面剂量(surface dose)、CT 层面剂量(CT slice dose)和矢状、冠状、横断面和任意斜切面的剂量分布显示。

放疗计划系统可对任一指定点进行剂量归一,默认剂量归一点为等中心或靶区中心,可给出任何指定点的剂量和坐标,可算出放疗机的剂量监测器计数 MU 或放射源的照射时间,可按指定区界自动设计挡块,从屏幕图像上拉成空心块或实心块,并储存一些常用挡块供选用,准确计算出挡块野的剂量分布,可任选 SAD 或 SSD 照射技术;小机头、机架、床角皆可旋转。具有射束方向视图(BEV),治疗室内视图(room's eye view,REV)和床角预览视图(coach's preview,CPV)等多种显示功能,数字化重建放射显像 DRR 功能。

六、放射生物效应评估模型

可用推荐的 α/β 值,应用线性二次模型和名义标准剂量(nominal standard dose model,NSD),给出供参考的放射生物效应、供参考的肿瘤控制概率(TCP)和正常组织并发症概率(NTCP)等。

第二节　常用放射治疗计划系统介绍

目前放射治疗计划系统代表性的产品如 Eclipse、Raystation、Monaco、Pinnacle 等,在本节中分别做简单的介绍。

一、Varian Eclipse 计划系统

Varian Eclipse 治疗计划系统支持质子、电子、外部照射、低剂量率近距离放射治疗和钴疗法等多种治疗方案,该系统建立在 Windows 环境下,如图 4-1 示,最新版可以提供中文系统,并且实现 Varian 加速器、放射治疗管理系统 Aria、治疗计划系统的一体化,减少了治疗计划数据传输过程中的差错风险。在新版本中增加了 Hyper ARC,多标准优化 MCO 功能,图像处理单元(graphics processing unit,GPU)加速运算、开放脚本 Api 等新功能。

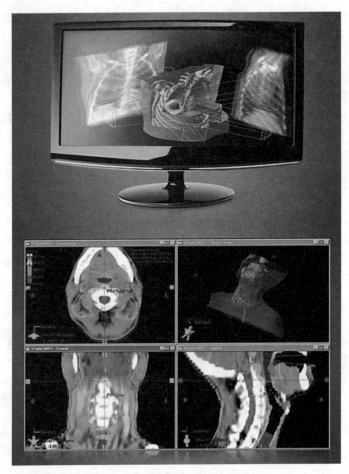

图 4-1 Varian Eclipse 放疗计划系统

（一）基于自我学习的 RapidPlan 模块

Varian RapidPlan 旨在通过利用预设模型中的先进经验,加速治疗计划设计的过程。RapidPlan 可在计划开始之前提供预估的剂量体积直方图(DVH),可以用作 IMRT 和 VMAT 计划设计的指导方针和初始值,如图 4-2 所示。RapidPlan 根据新患者中勾画的解剖结构,利用模型中已有的剂量分布和解剖结构来预估新患者的剂量分布。

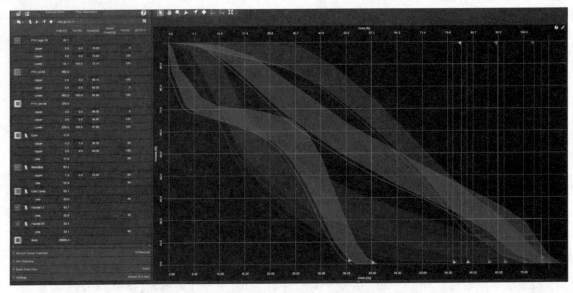

图 4-2 Eclipse 计划系统自动计划模块 RapidPlan 预测的剂量 DVH 图

相比于常规计划模板,RapidPlan 模型通过自我学习功能实现了计划设计的标准化,流程规范化。为减少计划的差异性和缩短计划设计时间,系统集成了多家肿瘤中心计划经验的预设模型,根据患者的解剖勾画结构,利用模型中已有的剂量分布和解剖勾画结构的关系来预估新患者的剂量分布,用户也可以根据自己已有计划创建属于自己的新模型。

RapidPlan 有效提高了放射治疗计划一致性,减少计划设计时间,提高工作效率,使放疗信息化操作过程标准化和流程化,降低差错事故的发生。同时,还可以减少新员工的培训时间,降低因物理师经验局限性对计划质量的影响,有利于 IMRT 和 VMAT 等先进放疗技术的临床实施应用。

(二)先进的剂量算法

Eclipse 系统整合剂量优化算法,用于不同的治疗模式,配备光子 AAA、Acuros XB 和 Acuros BV 以及电子线蒙卡(electron Monte Carlo,eMC)等多种算法。同时,系统提供开放式动态计划环境,以持续提升剂量计算的速度和准确度。

各向异性解析(AAA)算法利用多个横向方向的光子散射核,剂量计算时可考虑到组织异质性。

Acuros XB 用于光子束计划,使用求解线性波尔兹曼输运方程(LBTE)算法,并直接考虑到了组织不均匀性对患者剂量计算的影响。波尔兹曼输运方程(BTE)是控制方程,描述了放射粒子(中子、光子和电子等)穿过并与物质相互作用的宏观行为。LBTE 是 BTE 的线性化形式,假定粒子只与穿过路径上的物质发生相互作用,而不与每个其他的物质发生作用,对于没有外部磁场的条件下是有效的。对于一个给定体积的物质区域,受制于放射源,在上述条件下,LBTE 的解可给出一个"准确"的区域内剂量的描述。在外照射光子束放射治疗中,诸如肺、骨以及非生物植入物等物质的密度导致的非均匀性可显著地影响患者剂量射野,特别是小照射野或者不规则照射野更为明显,Acuros XB 算法更接近蒙特卡洛算法,如图 4-3 示。由于其直接求解的特性,Acuros XB 剂量算法在计算大量照射野的计划时,比如 VMAT 计划,计算速度远超常规蒙卡 XVMC 算法。而 Acuros BV 主要用于近距离放射治疗计划,可有效掌控骨骼、组织、空气以及插入施用器的剂量效应。

电子蒙特卡罗(eMC)算法技术以标准 EGS4 蒙特卡罗方法为基础,但减少了透过患者身体的电子传输步骤的数量。eMC 技术在输运准确性方面可媲美标准蒙特卡罗模拟。

另外,Eclipse 利用质子蒙特卡罗剂量计算算法用于质子计划设计,提高计划结果的精准性。

(三)Velocity 影像信息管理模块

Velocity 模块是计划系统中集成多模态影像形变配准、影像管理与自适应放疗的工具(图 4-4),采集医学影像、治疗方案等肿瘤学数据,无缝集成为患者综合纵向视图,使临床医生能够测量不同时间的变化情况,实现肿瘤勾画,并使用医学影像数据评估治疗方案,使放射治疗全程精细准确,达到了个性化治疗的目的,确保了放射治疗的质量和疗效。利用 Velocity 基于图像的自动勾画功能,有效提高靶区及危及器官勾画效率,节省临床医生时间。

Velocity 进行图像配准时,用网格来描述一个物体空间结构在另一个空间结构上的位置变换,网格的大小可控,具有局部控制性好和计算速度快的优点,可在 CT/CBCT/MR/PET-CT 多模态图像之间进行图像配准与融合,如图 4-5 所示。

Velocity 的形变配准为临床工作带了便利,使快速的自适应放疗成为可能。如鼻咽癌放疗中,通过 Velocity 模块支持下,将患者 CT 和 MRI 以及 PET/CT 等多模态影像进行形变配准,可快速准确的勾画危及器官及靶区,并实现剂量跟踪的自适应放疗。

二、Raystation 计划系统

(一)多目标优化模块

根据放疗方案,医生会对患者靶区、周围正常器官的剂量或限量提出目标要求,目标要求的数量在若干个至十几个不等,各目标之间存在互相制约关系。物理师在治疗计划设计过程中,为满足临床要求,需反复调整各射野参数和权重。但由于目标之间的关联性及制约关系,满足了某个目标要求,却使其他目标不符合期望要求。Raystation 计划系统中的多目标优化(multicriteria optimization,MCO)模块提供了一种优化的治疗计划路径,可以在几分钟内生成一系列初期计划,基于这些计划,医生和物理师可以直观地在屏幕上实时调整各目标要求的滑块,较快地获得满意的治疗计划。应用 MCO 大

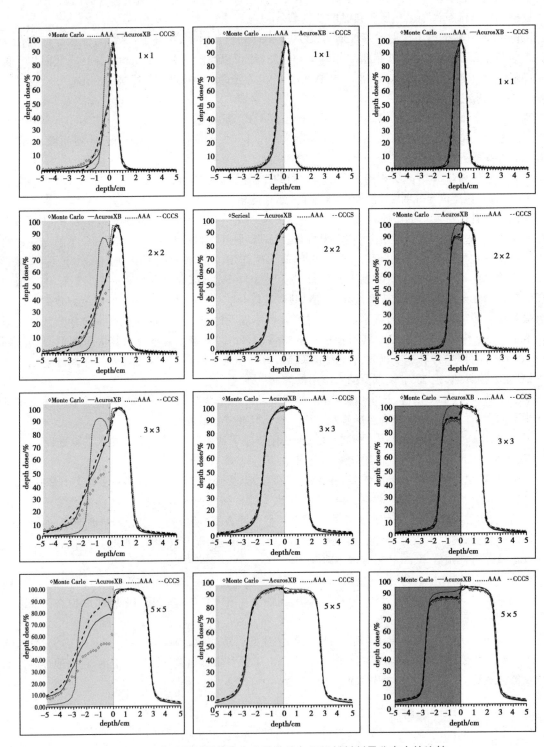

图 4-3　4 种不同剂量算法在 3 种非均匀组织材料剂量分布中的比较
左:空气;中:肺;右:骨。

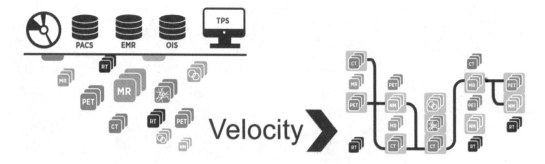

图 4-4 Velocity 功能示意图

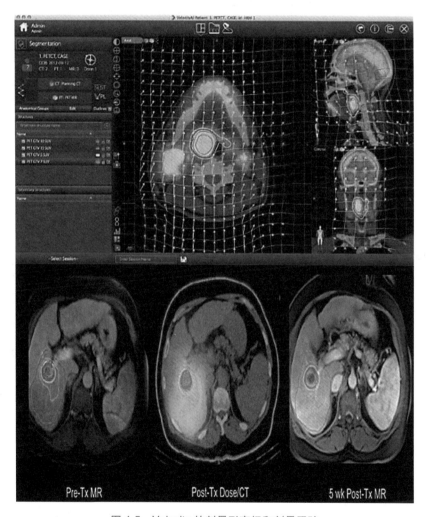

图 4-5 Velocity 的剂量形变场和剂量跟踪

大提高了制定放疗计划的工作效率,同时对要求较宽松的病例,给出更优化的建议,从而进一步降低正常组织和器官损伤(图 4-6)。有研究显示,使用 Raystation MCO 与 Pinnacle 进行计划设计,评估 10 例前列腺癌和 10 例肺癌患者的治疗计划,在相同或较好靶区覆盖的条件下,MCO 计划对危及器官的保护更好。同时 MCO 可缩短 58% 的优化时间。

（二）乳腺癌自动计划

自动乳腺计划模块是 Raystation 的一个独有的特色模块,最初在加拿大多伦多的玛格丽特公主医院(Princess Margaret Hospital,PMH)开发。Raystation 的自动乳腺计划模块采用启发性搜索算法,计划系统会自动探测到定义乳腺范围的标记点,自动勾画靶区和危及器官,自动设置射野,包括射野角度和多叶光栅的角度,自动创建目标函数,优化和子野设置条件以及临床目标,自动生成两个切线野的

41

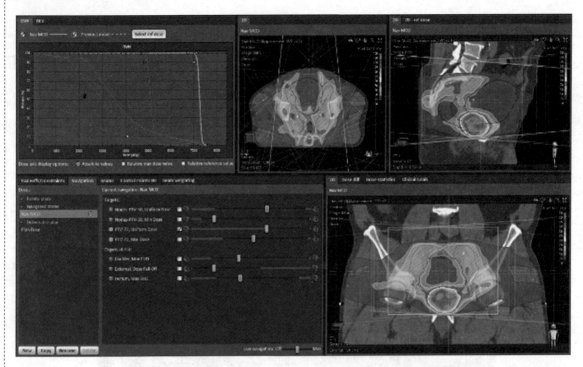

图 4-6　Rastation 的多标准优化界面

调强计划（图 4-7）。PMH 临床研究显示，Raystation 模块提供的乳腺癌自动计划有效提高了工作效率和计划质量，工作流程更加标准化。

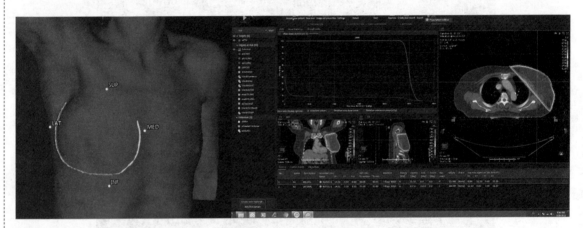

图 4-7　乳腺癌的自动计划

（三）后备计划

后备计划是 Raystation 一个独有的功能模块，一旦初始机器因故障等原因不能治疗，使用该功能模块可用于紧急情况下使用其他的机器来治疗患者，且可以选择不同的治疗方法或者治疗技术，从而减少了医务人员的工作量。后备计划使用一个剂量模仿函数来复制给定集合的 DVH 分布，可用于不同治疗机器和治疗类型，如质子计划和 TOMO 计划可以使用三维适形、静态调强或者容积调强来实现。当计划被批准以后，基于之前创建的协议可以自动生成后备计划。由于是全自动的计划模块，此操作过程中不需要人进行交互性的操作。如有需要，计划设计完成后，可以在自动生成计划的基础上进行人工的微小调节。使用视图工具（例如 DVH，剂量差异等视图）可以比对原计划和后备计划的差异。后备计划可以被批准用于以后的分次照射，也可以转换为原计划。借助于剂量叠加的工具，根据执行的次数可以对计划进行叠加操作，以评估患者总剂量。Bartolucci 通过 Raystation 后备计划模块把 30 个患者的 Tomo 计划转换为容积调强计划，评估结果无论是点剂量，γ 指数分析还是 DVH 剂量比较，后备计划与原计划具有高度的一致性。

（四）自适应放疗计划

自适应放疗是指治疗过程中,根据多次采集治疗影像学资料,发现靶区和危及器官位置的变化,并进行重新计划设计,减少解剖位置变化对疗效的影响。根据实施的方法,分为三个级别:①患者治疗前,通过治疗设备的影像引导,根据每天获取的影像对患者进行治疗体位修正。②剂量追踪模块下,计算基于日常影像的分次剂量,以评估患者治疗过程中的实际分次剂量,同时把分次剂量映射到计划图像上产生形变剂量并进行叠加得到累加剂量,最后通过评估累加剂量来评价治疗计划是否成功执行。③在剂量追踪过程中,基于收集的影像学和剂量学信息,评估是否需要修改治疗计划。例如,考虑到实际的照射剂量和当前患者的几何结构,是否要修改自适应的放疗计划。针对患者治疗过程中累加剂量和解剖结构改变的问题,Raystation 提供了离线重新计划和在线重新计划的工具,通过重新计划优化及调整,以满足靶区剂量覆盖率等临床要求。

（五）图像的形变配准

通过提供一个形变场,把目标图像上的体素映射到对应位置参考图像上,实现图像配准。Raystation 计划系统提供的形变配准,消除了不同系统之间进行传输和数据转移的负担。在放射治疗过程中,包括轮廓勾画,剂量的映射和剂量的追踪和自适应治疗等,形变图像配准模块非常有用。其功能包括:①把轮廓从一副图像映射到另外一副图像上。②实现剂量从一副图像上映射到另外的一副图像集。③在多个锥形束 CT 数据上计算剂量,根据形变场该剂量可以映射返回到初始的计划 CT 图像上,用于计划的 DVH 评估分析。④用于自适应计划和基于图集的勾画。

有两种形变配准算法,一种为自己研发的 ANACONDA 算法,另外一种为弹性力学的形变配准算法,即 Morfeus 算法,它最初是由多伦多的 PMH 医院开发的。Velec 等人对 Morfeus 算法进行评估,使用不同类型以及不同位置临床患者图像,图像定义了轮廓边界以及表示点。与 Raystation 的 ANACONDA 算法进行比较,观察两者算法的精度,结果显示 Morfeus 算法和 ANACODA 算法精度相似。

Raystation 提供评估形变配准质量得到几种方法:①形变场可以通过很多方式进行评估:形变网格形式,形变场的方式,在同一个视图中,把参考和目标图像融合在一起进行评估。②目标图像上定义的结构可以映射到参考图像上,然后对该结构进行评估其准确性。③区域和点的统计特征,例如 Dice 相似系数和目标配准误差,也可以通过和其他形变和刚性配准系统进行同步比较进行验证。

三、Pinnacle 计划系统概述

Pinnacle 计划系统采用云客户端技术,将计算和存储功能传输到数据中心(云处理中心)来完成,系统集成了 Pinnacle 适形 3D 计划,可在较短的时间完成对计划的优化、MLC 子野优化及最终剂量计算(图 4-8)。Pinnacle 计划系统采用基于 DVH 的目标函数、有效减少 MLC 运动和开机时间的 DMPO 功能,可以进行适形计划与 IMRT 或 VMAT 计划混合设计。其广义等效生物剂量(generalized equilibrium uniform dose, gEUD)优化功能,可以减少整体计划时间,更好地控制危及器官的受量,使逆向 IMRT 快速和准确。具有直接机器参数优化(direct machine parameter optimization, DMPO)功能,增快 IMRT 计划执行速度,用户可定义子野数量、最小 MU 跳数、最小子野面积、最少同时移动的叶片对数,叶片间的距离等,优化结果直接生成子野序列,无须优化通量图,无须转换通量图至子野序列,生成子野序列的总机器跳数明显少于传统调强方式,减少患者治疗时间。

Pinnacle 计划系统中 SmartArc 模块可用于设计 VMAT 计划,具备单弧及多弧 VMAT 优化功能,并且支持 Varian RapidArc 和 Elekta VMAT 两种不同厂家加速器。SmartArc 2.0 版本中的固定剂量率(constant dose rate, CDR)功能,支持在 Varian 经济型加速器(21/23EX 等)上实现 VMAT 功能,大大节约了医院购买及升级 Varian RapidArc 等昂贵加速器的费用。

四、Monaco 计划系统

Monaco 是 Elekta 公司开发的计划系统(图 4-9),支持多模态影像融合(PET、CT、MR)、智能靶区勾画(基于 2D、3D、4D 时相)、4D 动态靶区分析、高精度计划设计和相对应的治疗控制(QA)计划,采用 X 线体素蒙特卡罗(X-ray voxel Monte Carlo, XVMC)剂量算法,支持包括 3D-CRT、IMRT、VMAT、立体定向放射外科等技术。Monaco 系统支持云计划平台,医生和物理师可在任意工作终端打开患者放疗计划,有效利用软硬件资源,合理分配工作,优化放疗流程;助力多院区协作放疗临床工作。

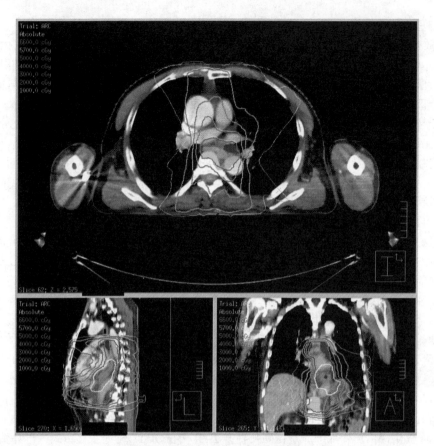

图 4-8　Pinnacle 计划系统界面

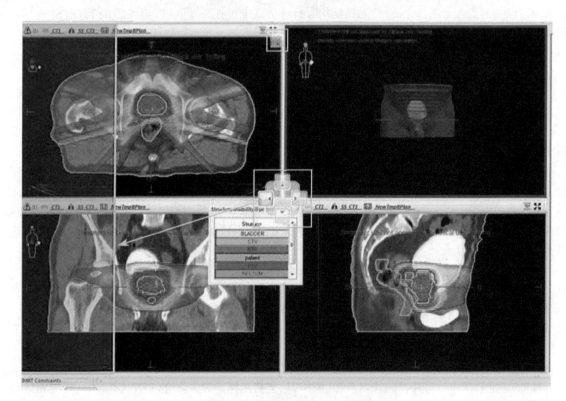

图 4-9　Elekta Monaco 计划系统

Monaco 计划系统对靶区、危及器官同时生物优化,根据临床要求,合理选择危及器官(串行、并行)的 EUD 生物优化函数和物理函数,对计划进行正逆向调制。同时,Monaco 系统支持智能 margin 功能,针对表浅的运动靶区,可自动优化子野,以覆盖肿瘤可能溢出的边界范围。Monaco 系统 e 智能环工具,帮助物理师设计多种辅助"剂量环",提高计划质量,简化工作流程。Monaco 系统也支持打开其他系统的放疗计划,以蒙特卡罗法对原计划剂量进行重新计算,提高剂量准确度,也为客户提供剂量算法比较的科研平台。采用 XVMC 蒙特卡罗剂量算法,为行业剂量算法的金标准,相对其他算法计算偏差 3%~5%,XVMC 计算精度高达 0.6%。

(何侠　张伟　尹丽)

扫一扫,测一测

第五章　放射治疗计划评估

　　一个能用于临床治疗的合格放射治疗计划,既要保证肿瘤区域足够剂量的照射,同时肿瘤周围正常组织器官的受照剂量应在合理可控的范围之内。因此,在放射治疗计划设计结束后,需要对计划进行评估,以决定其质量的优劣及能否适用于临床治疗,这是放射治疗过程中不可缺少并且极为关键的部分。

　　本章的主要内容是结合临床应用的要求,如何准确有效地评估放射治疗计划,主要从物理学剂量和生物学剂量两个方面考量。物理学剂量包含有点剂量、平面剂量、体积剂量、靶区剂量适形度、靶区内剂量均匀性等。生物学剂量包含有肿瘤控制率、正常组织并发症概率、等效生物剂量等。目前广泛应用于临床计划评估的主要是物理学剂量学参数,生物学剂量指标仅作为一个辅助参考,并没有完全真正地在临床上使用。

第一节　基于物理学剂量的放疗计划评估

　　放疗计划的物理学剂量方面评价指标,主要有逐层的平面剂量分析和剂量体积直方图两个方面。ICRU 报告中,对临床计划评估常用的物理剂量学参数进行了阐述和相应的规定。

一、平面剂量分析

　　各层面上所有具有相同剂量的点连接起来构成的曲线,称之为等剂量曲线,可以是绝对剂量或者相对剂量,具体选择哪个剂量可根据实际情况决定。三维放疗计划的评估,应从横断面、矢状面以及冠状面三个方向上,进行综合分析评估,观察各方向上相应的等剂量曲线对各定义靶区或危及器官的覆盖包绕情况、肿瘤靶区内剂量分布的均匀性、有无剂量的冷点与热点等。采用常规分割的调强放疗计划,可以接受的靶区最低剂量为 95% 左右的处方剂量,可接受最大剂量为 107% 左右的处方剂量。而三维适形计划,剂量分布不均匀性比调强放疗大,冷点和热点限制可以适当放宽,但仍然要严格限定重要危及器官周围的热点。图 5-1 显示一肺癌患者计划的横断面、矢状面和冠状面的剂量层面图(处方剂量 50Gy)。

二、剂量体积分析

(一)剂量体积直方图的定义和类型

　　在三维计划系统中,CT 图像上的剂量显示表现为三维网格矩阵单位中等剂量分布的三维表示,通过计算感兴趣区如靶区、危及器官等指定体积内所受射线照射的剂量多少,并以图形的方式表示出来,就是剂量体积直方图。简单来说 DVH 以图形化的二维格式总结了三维剂量分布,体现了是靶区或危及器官的受照剂量与体积之间的关系。

　　DVH 有两种显示形式:微分 DVH 和积分 DVH。微分 DVH 是以等剂量区间的形式,显示在特定剂

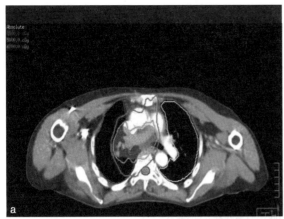
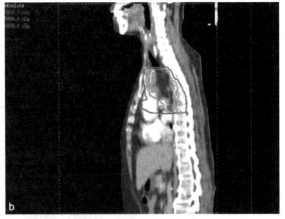
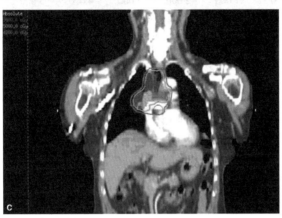

图 5-1　肺癌放疗计划断面剂量分布图
a:横断面;b:矢状面;c:冠状面。

量区间内接受剂量的体积元总数,直接体现各个剂量区间的绝对或相对体积。积分 DVH 是指大于或等于某一个给定剂量值的体积趋势图,其纵轴代表了接受大于或等于横轴所指示剂量的绝对体积或者相对体积,计划评估中使用哪种形式的 DVH 图要根据情况而定。微分 DVH 图能显示剂量分布的均匀度,有利于评价靶区剂量均匀性。微分 DVH 图还能显示指定体积单元受到某一剂量的照射,有助于了解组织器官受照体积与剂量间的相对关系。积分 DVH 图可直观评估危及器官接受某一剂量的照射体积,还能定量显示靶区表面剂量分布情况,例如 98% 靶区体积受照量有多少,通过积分 DVH 很容易看到。

（二）剂量体积直方图的临床应用和局限

计划设计过程中,DVH 图可用来检查靶区剂量是否足够,均匀性是否良好,以及邻近正常组织的热点程度和热点值。但由于 DVH 图没有空间概念,没法给出热点或冷点的空间位置以及范围、数量等,而靶区剂量的热点或冷点位置在有些情况下是无关紧要的,例如当靶区低剂量区落在亚临床灶或可能浸润的区域内,可能导致肿瘤根治剂量不足,增加了复发的可能性。另外,DVH 图也不能体现射野分布情况、治疗床角度和机架角等,所以在评估时 DVH 图必须与其他临床信息,特别是反映空间位置的资料进行综合考量。

靶区的 DVH 图应显示剂量均匀覆盖,其形状近似于阶跃函数,曲线陡坡代表靶区内剂量的均匀性,最理想的情况下应是一条垂直线。危及器官的 DVH 图则最好呈凹形。DVH 图纵坐标可用绝对体积或相对体积,应注意如果用相对体积,那么要勾画出整个的参考体部结构,要求 CT 层面包含整个器官。根据情况决定用绝对体积或相对体积 DVH,例如拿并行器官肺来说,大家更关心超过一定剂量的肺部的相对体积是多少,有大量研究证实肺部接受超过 20Gy 的相对体积(V_{20})和放射性肺炎发生相关,但对串行器官脊髓来说,我们更关心的是它受量的绝对体积有多少。图 5-2 显示一例处方剂量为 50Gy 肺癌放疗计划的积分 DVH 图。

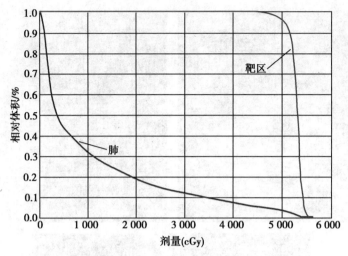

图 5-2 处方剂量为 50Gy 的肺癌放疗计划 DVH 图

三、计划评估物理剂量学参数

1. 靶区的处方给量 ICRU 83 号报告推荐是至少 98%靶区体积达到处方量。

2. 靶区最大剂量 计划靶区内的最高剂量。大于或等于 $2cm^2$（直径 1.5cm）时,临床上才认为有意义。面积小于 $2cm^2$ 时,临床上不考虑其影响。但对于较小的器官,比如晶状体、视神经、喉等,小面积也必须予以关注。一般用 2%体积受照剂量来描述最大剂量。

3. 靶区最小剂量 计划靶区内最低剂量。不能低于治疗区的剂量。

4. 靶区平均剂量 计划靶区内均匀分割的剂量矩阵内的剂量平均值,代表了组织中的局部能量的吸收,而且与生物效应相关。

5. 冷剂量区 通常是指计划靶区内低于处方剂量 5%的范围。

6. 热剂量区 通常是指计划靶区内高于处方剂量 7%的范围,不能落在靶区周围的重要的器官上,比如大血管、脊髓、神经等。

7. 适形指数(conformity index,CI) 靶区 PTV 与包绕 PTV 的剂量线体积之间的比值,反映了剂量线和靶区 PTV 的符合程度,CI 值为 1 说明剂量线和靶区完全重合,是最理想的。由于受到各种条件限制,基本上不可能达到。IMRT 适形度通常优于 3DCRT。

8. 均匀性指数(homogeneity index,HI) 不同的学者有不同计算方法,目前比较常用的是 ICRU 83 号报告的推荐定义:

$$HI = \frac{D_{2\%} - D_{98\%}}{D_{50\%}} \tag{5-1}$$

式中,$D_{2\%}$、$D_{98\%}$ 和 $D_{50\%}$ 分别表示的是 2%、98%以及 50%的靶区体积受到的照射剂量,HI 数值越小说明靶区剂量越均匀。

9. 体积剂量参数 靶区或危及器官全部或部分体积受到的照射量。ICRU 83 报告中 $D_{98\%}$ 表示的是 98%的靶区体积所受到的照射量。

10. 剂量体积参数 靶区或危及器官接受大于或等于某一剂量的体积。并行器官 ICRU 83 报告推荐平均剂量(D_{mean})和剂量体积(V_D),如肺 V_{20},表示的就是肺部受量超过 20Gy 的体积。而串行器官 ICRT 83 报告推荐最大剂量(D_{max})和 2%体积的受照剂量($D_{2\%}$),应勾画完整器官,否则应特别说明。

第二节 基于生物学剂量的放疗计划评估

基于生物学的评价指标除和物理剂量和体积有关之外,还很大程度上依赖于临床观察或者生物学模型,因此临床应用需谨慎。能完整准确地反映肿瘤放疗反应的生物学模型非常有实用价值,但模型中选择的参数值具有不确定性,导致模型在临床使用上具有很大的局限性。报告基于生物学的参数指标时,需要明确定义所用的模型参数和模型本身。常用的生物学参数如下:

1. 肿瘤控制率(TCP) 指肿瘤得到控制的概率,是肿瘤所受到照射剂量和肿瘤体积的函数。

2. 正常组织并发症概率(NTCP) 指正常组织经过一定剂量照射后,一段时间内发生放射性并发症的概率,同样也是所受照射剂量和体积的函数。达到95%的肿瘤控制概率所需要的剂量,通常定义为肿瘤致死剂量(tumor control dose, TCD),即TCD95。一般来说TCP和NTCP随剂量的变化呈现出S形曲线,该曲线从某个低吸收剂量的零控制率开始发展到高吸收剂量的特定局部控制率,存在以临床观察为基础的简单模型。它的原理模型通常假设尽在所有克隆源性肿瘤细胞都灭火时,才能达到局部控制率。NTCP的Lyman模型适用了体积依赖性的幂次定律,假设并发症的发生概率遵照误差函数所描述的S形曲线。

3. 等效均质剂量(EUD) EUD的概念是由Niemikerko在1997年提出来的,描述的是会造成与实际吸收剂量分布相同的生物学反应或临床效应的均匀吸收剂量。它最初是一个基于生物学的量。

$$EUD = 2Gy \frac{\ln\left[\frac{1}{N}\sum_{i=1}^{N}(SF_{2Gy})^{D_i/2Gy}\right]}{\ln(SF_{2Gy})} \tag{5-2}$$

式中,SF_{2Gy}是2Gy时的细胞存活部分;D_i是在i个计算点的吸收剂量;N是计算点的数量。

Niemikerko在1999年的时候将EUD重新定义为对针对正常组织并发症的广义平均量,其公式为:

$$EUD = \left(\sum_i v_i D_i^{1/\alpha}\right) \tag{5-3}$$

式中,v_i是吸收剂量D_i的剂量体积,指数α是一个特定的并发症参数。目前还没有推荐的文档记录α值。但是串联器官具有较大正值α,而并联组织的值接近于1。对于肿瘤也可以适用相同的形式。EUD与所有的生物学参数一样,在没有完全确认所有参数的正确性之前,要谨慎使用。TCP、NCP和EUD等是物理学剂量评价的一个重要发展和补充。目前广泛应用与计划的评价的指标还是物理学剂量上的各项参数指标。

评估一个放疗计划时,除考虑肿瘤靶区是否达到足够的照射剂量外,正常器官的受照射剂量也必须予以考虑。评估危及器官时,首先应确定危及器官的优先次序,并严格遵守各器官的限量,如脊髓、视神经、晶状体等。其次需要通过等剂量曲线、DVH等手段等来评估器官受照情况。常规分割时,器官限量可查找临床正常组织效应定量分析(quantitative analysis of normal tissue effects in the clinic, QUANTEC)表,而大分割方案时,器官限量可参考美国医学物理学家协会(AAPM)TG-101。当然也可以查阅最新的临床试验方案内的危及器官限量,如RTOG相关的临床试验方案。由于这些剂量限制是基于每次分割剂量确定情况下,因此换算为等效生物剂量,再确定合适的剂量限值更重要。

计划设计临床剂量学原则:①肿瘤剂量准确。②肿瘤区域内剂量分布尽量均匀。这一点SBRT不同,SBRT要求肿瘤外的剂量快速跌落,最大限度地降低对正常组织的损伤,对剂量均匀性要求不高。③计划的照射野设计应该尽量提高治疗区域内的剂量,降低正常组织的剂量。④保护肿瘤周围的正常组织。

对放疗计划进行综合评价时,主要包括以下三个阶段:

(1) 计划设计阶段:①根据肿瘤深度选择合适能量的射线,根据靶区位置及周围危及器官等选择合适照射技术。②一般射野中心点定在靶区内、体表相对固定的地方。③照射野方向、照射野数的选择是否合理。④计划系统的剂量计算方法、计算区域以及高低密度区域修正等。⑤调强计划设计时选择合理的剂量优化法、最小子野跳数与面积等。

（2）完成后剂量评价阶段：剂量有无满足临床要求，包括物理剂量学和生物剂量学。

（3）计划实施阶段：任何一个放疗计划无论设计如何完美，在患者投照前需要进行剂量验证，验证通过之后才能实施。放疗计划最终执行的难易程度，也直接影响患者最终接受的照射剂量，从而影响疗效。如果一个理论上非常完美的计划没法具体实施，也是没有临床实际意义的。

（吴君心　瞿振宇）

扫一扫,测一测

第六章　放射治疗计划系统质量保证与控制

　　为保证放疗安全及疗效达到一定的公认水准,在整个放疗过程中需贯穿执行质量保证(quality assurance,QA)与质量控制(quality control,QC)。放射治疗质量保证与控制(QA&QC)是一系列必要的、周密设计及实施的规范措施,保证了整个放疗放射治疗各个环节的安全实施。放射治疗 QA&QC 涵盖整个放疗过程,包括放疗方案、模拟定位、放疗计划、验证测量及治疗实施等。随着放疗技术进步、精确放疗应用于临床,放射治疗 QA&QC 也随之有了新的变化和要求。现代放疗高精度的技术特点,要求实施全程中不能出现不符合规范标准的偏差,否则会导致疗效不确定性,甚至造成治疗失败和医源性事故。制定严格的 QA&QC 流程和标准,将各类偏差控制在一定范围内,这对放疗疗效至关重要,也是保证医疗安全的必要前提。

　　现行 QA&QC 标准有国际标准、国家标准和行业标准等,由不同级别的行业组织制定,包括国际原子能机构(International Atomic Energy Agency,IAEA)相关报告、ICRU 相关报告、国际电工委员会(International Electro Technical Commission,IEC)物理学和工程学会出版物、国际医学物理组织(International Organization for Medical Physics,IOMP)和美国医学物理协会(AAPM)制定的相关报告等。

　　本章对涉及放射治疗计划的相关 QA&QC 进行介绍,主要包括计划系统运行前的临床测试和放疗计划治疗前验证等部分,内容含加速器剂量学数据采集、TPS 临床测试、IMRT 计划测试验证等。

第一节　加速器的数据采集

　　加速器设备验收合格后,物理师还应精确详细地测量获取放疗计划系统(TPS)中所必需的加速器剂量学方面的数据,以用于放疗计划剂量计算,剂量学数据采集对于开展适形放疗,尤其是调强放疗来说尤为重要。

　　临床前需要采集的加速器剂量学数据主要分为深度和剖面剂量分布、输出因子、其他因子和多叶准直器(MLC)穿透。不同的 TPS 计划系统,各厂家要求加速器数据采集的内容和条件各不相同,应在采集前做充分了解。

第二节　计划系统的临床测试

　　放射治疗计划系统验收内容较多,包括基于图像定义患者的解剖结构、描述多叶准直器形成复杂射野的开口形状、三维剂量计算算法和计划评估工具、剂量体积直方图等,详细内容可参考 AAPM 的 TG-53 号报告和 IAEA 的 TRS-430 报告。剂量检测是其中非常重要的一个方面,目前针对不同的粒子类型(如重粒子、光子和电子)、治疗方式(IMRT、VMAT 和 IMPT),检测标准要求不尽相同,没有统一的标准。有关点剂量验证和常规射野验证,请参考 IAEA-TECDOC-1583 或者《YY/T 0895—2013 放射治疗计划系统的调试典型外照射治疗技术的测试》,有关应用于 IMRT 和 VMAT 两种治疗方式的点和面剂量验证,可参考 AAPM TG119 号报告和《YY/T 0889—2013 调强放射治疗计划系统性能和试验方法》。上述报告均指出临床测试的重要性和必要性。合理并严格执行临床测试,是开展精确放射治疗的基础,本节对非均匀模体、机械性参数及剂量学的测试内容进行讲解。

一、非均匀模体剂量测试

(一)非均匀模体

目前市面上非均匀模体主要有美国 Radiological Imaging Sciences 的 Catphan 600d,美国 Computerized Imaging Reference Systems 的 Model 002LFC 胸部模体(CIRS 62 模体),加拿大 Modus Medical Devices 的 Quasar 模体。模体内部含有不同密度的材料(图 6-1)。

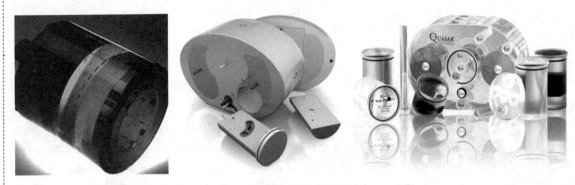

图 6-1 Catphan 模体、CIRS 模体和 Quasar 模体

(二)轮廓勾画的几何验证

测试目的是验证计划系统轮廓勾画的几何重建性能,用输入计划的 CT 扫描横断面图像与原模体轮廓进行比较。比较内容如图 6-2 所示,比较距离 Y(AP 方向直径)、X(RL 方向直径),偏差会受到轮廓勾画时图像窗宽和窗位的影响,允许偏差范围一般不超过 2mm。

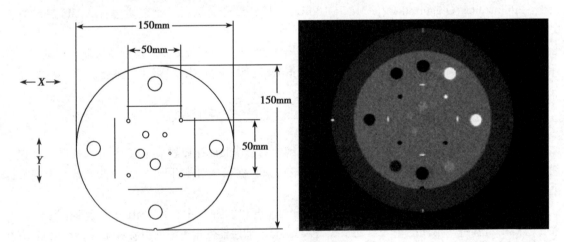

图 6-2 Catphan 模体

(三)计划系统 CT 值到相对电子密度转换的验证

测试目的是确定并修改计划系统中使用的 CT 值到相对电子密度(RED)曲线,使用现有的 CT 来扫描体模,扫描条件应每次相同(X 射线管电压、FOV、CT 图像重建核、扫描层厚和层距等)。图 6-3 显示 CT 扫描时插孔的标号、电子密度参考插件推荐的摆放位置。随后模体影像导入计划系统中,利用计划系统勾画各种选定的非均质材料、水和空气等,勾画时感兴趣区的平均直径应在嵌入物的 0.5 倍半径附近,不应选在嵌入物的边缘,勾画完成后,读取其平均 CT 值,看 CT 值是否与原 CT 值有 ±20 的偏差。如果偏差较大,且 CT 重新校准后无法消除,就要将新的 CT 值的 RED 数据输入计划系统中。

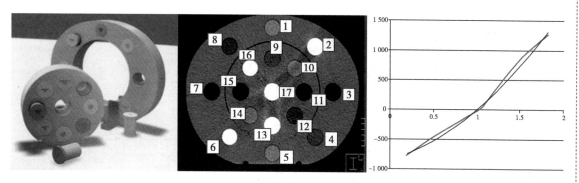

图 6-3　CIRS 模体物理密度电子密度转换验证

二、机械性参数测试

（一）坐标系统

不同品牌、不同型号的加速器使用的坐标系统存在不同,近年来已趋向统一使用 IEC 61217 标准,但临床应用前坐标系统的验证仍非常必要。

1. 准直器　普通直线加速器一般有两个方向的二级准直器,分为 X 方向和 Y 方向。每一方向为一对准直器,其运动方向有正负之分。以机架为 0° 时从下向上看为例,准直器旋转从 0° 至 359° 可为顺时针方向或逆时针方向。

2. 机架旋转　以面对机架为例,机架旋转从 0° 至 359° 一般为顺时针方向。

3. 治疗床　普通三向平移治疗床的左右、上下和头脚方向规定为 X、Y 和 Z 方向。首先要核对方向规定的匹配性。其次要核对每个方向的正负性。以俯视治疗床基座为例,从 0° 至 90° 可为顺时针或逆时针方向。

（二）附件系统

1. 楔形板　外挂式楔形板,需逐一测试每块楔形板的有效性和方向性。内置楔形板、一楔多用或动态楔形板,可用胶片、二维水箱等采用剂量学方法进行验证。

2. 电子线限光筒　逐一测试每个筒的有效性,以及限光筒-能量-准直器大小三者的匹配性。

3. 光距尺　使用固体水或类似物体,获取 CT 图像后在 TPS 中建立摆位坐标系,将机架设为 0°、90° 与 270° 或类似角度。然后进行实际摆位以核对三个方向射野的光距尺吻合度。

三、剂量学测试

计划系统物理模型验收时,选取 $(40×40×40)\,cm^3$ 等效水模体对 TPS 计算点剂量进行检测。等效水模体可通过计划系统构建生成,其等效水 3D 示意图如图 6-4 所示。实际剂量测量时,选取三维的水箱对点剂量进行测量,和 TPS 计算的点剂量进行比对,测量示意图如图 6-5 所示。由于剂量参数的复杂性,在临床测试中不必面面俱到,可以根据射线性质的特点以及执行者自身情况制定具有代表性的测试方案。

（一）光子线点测试验证内容

可使用电离室、胶片等工具及水模体（或固体水）进行测量分析。楔形板及挡铅的测量与开野的方法相同。

1. 深度剂量　首要和最基本的步骤是验证射线中心轴深度剂量的准确性。先按照数据采集时的条件进行验证,包括日后剂量校正时使用的条件。可选择的射野尺寸如 $(5×5)\,cm^2$、$(10×10)\,cm^2$、$(25×25)\,cm^2$ 等。然后验证同一射野尺寸下不同 SPD 的深度剂量一致性,比如 80cm、90cm 等。同时应适当选择非对称射野进行验证。

2. 总散射因子　测量相同 SPD 时模体中同一深度（推荐剂量校正的测量条件）不同尺寸射野中心点的剂量一致性,包括方野与矩形野。

3. 开野离轴剂量　此项验证条件同总输出因子验证。选择不同尺寸方形射野,测量 X 轴、Y 轴上非中心点位置的剂量,以及测量射野四个象限中不同位置的剂量。

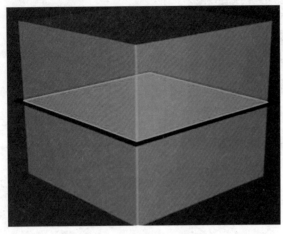

图 6-4　等效水 3D 图

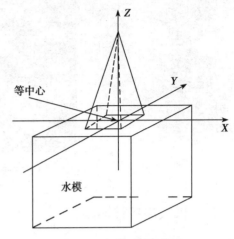

图 6-5　水箱测量示意图

4. 多叶准直器　精确放疗与 MLC 的使用密不可分,应测试与剂量学有关的 MLC 参数,主要包括端面效应和穿透因子。在一定测量条件下,选择不同 MLC 开野尺寸,注意使准直器退至 MLC 端面后。比如将准直器大小设为 $(20×20)\,cm^2$,选择 MLC 开野为 $(5×5)\,cm^2$、$(10×10)\,cm^2$、$(15×15)\,cm^2$,测量比较中心点剂量一致性。然后设计 MLC 开野为类圆形,月牙形及不规则形,进行测量比较。偏心野状态即 MLC 开野仅在某一象限,也有必要进行测量。MLC 透射较难测量,推荐使用胶片或小体积电离室。设计 MLC 叶片,使一侧叶片全部超过对侧准直器形成毕野,即叶片对间的缝隙不在准直器开野内,此时出束 1 000MU 并测量。然后在准直器大小不变情况下将 MLC 全部退至开野外,出束 100MU 并测量。开野测量数值乘以 10 倍后被毕野测量值除即为穿透因子。IMRT 时应该使用胶片和小体积电离室进行小野测量,例如 $(2×2)\,cm^2$ 或 $(3×3)\,cm^2$。

5. 非均匀模体　人体是由不同电子密度组织构成,而高能射线在非均匀组织中的衰减和电子平衡情况又比较复杂,应在临床测试中使用非均匀模体和仿生模体进行测试。将非均匀模体置于 CT 模拟机,使用定位扫描条件获取模体的 CT 图像并导入 TPS。使用 TPS 的非均匀组织校正算法进行计算,然后重复上述四步验证测量,以检验 TPS 与加速器实际输出之间的一致性。仿生模体可以移植或模拟病例计划,进行复合野的验证测量。

6. 符合度(误差)　临床测试结果总会有误差,不同测试情况其符合度也不相同。临床测试结果误差的构成因素主要为数据拟合误差、模体摆位误差、测量误差、加速器输出误差等。所以对于水模体以及简单测试例,总误差应小于 $1\%\sim2\%$。若为非均匀模体,由于又加入了组织校正因素,总误差范围可放宽至 $3\%\sim4\%$。若测试结果总误差偏大,应逆向检查各影响因素是否过大(表 6-1)。

表 6-1　不同情况测试的符合度

序号	测试条件	允许误差
1	均质,简单的几何条件	
	方野和矩形野中心数据	2%
	射野离轴数据	3%
2	复杂的几何条件 (楔形野、非均匀模体、不规则射野、非对称准直器设置)	3%
	中心轴和离轴数据	
3	射野边缘外简单的几何条件	3%
	射野边缘外复杂的几何条件	4%

7. 二维剂量分布 上述步骤为点剂量的验证,如果条件允许可以使用胶片或是二维探头矩阵,进行射野内二维剂量分布的测量验证。测量可分为方野无 MLC 野、适形野及 IMRT 野三步。并且可以进行单野或符合野测量。

（二）电子线

电子线临床测试的内容和步骤,与光子线相似,主要为深度剂量和输出因子。由于电子线射程较短,可不使用非均匀模体验证。需要注意的是,对于较低能量电子线,应选择合适的探头(平板电离室、半导体等)进行测量。

第三节 调强计划的验证

调强计划评估完成并确认后,需要对计划执行的精确性和安全性进行验证和监测,如出现误差将会使治疗的精确性下降,甚至造成治疗失败。因此,计划验证是整个精确放疗过程中质控控制的重要一环。针对实际病例计划的验证可以称为个体化 QA,是保证每一个病例治疗效果的重要一环。由于 IMRT 比 CRT 在实施要求方面复杂很多,以往周期性简单测试已经不能满足个体化 QA 的要求。

个体化 QA 分为执行前验证(即离体验证)和治疗中验证(即在体验证),目前多采用前一种方式。不同工具和方法对计划的验证说明性也有所不同。常用验证方法有点验证、胶片和探头阵列。胶片在二维空间上具有很好的探测分辨率。尺寸规格多样,体积小。但是其不足之处就是在操作和分析过程中系统性和随机性误差较多,造成结果的精确性下降。探头阵列,比如 MatriXX、MapCheck,具有快速显示探测结果,操作简便,集成化程度高的特点。使得其逐渐成为日常 IMRT 计划 QA 中不可缺少的工具。传统 IMRT 计划为固定野角度照射,每一照射野以其照射方向进行二维平面内强度优化,然后所有射野共同在模体或人体内形成整体的剂量分布。基于这个特点,二维矩阵可以很好地测量分析单个照射野或复合野的剂量分布差异。旋转调强技术对二维验证提出了挑战,旋转调强技术强调的是三维和容积概念,其不单是某一方向上的强度变化,而是以模体或人体的三维空间为目标,根据剂量限制进行优化,所以角度变化性更大。因此,二维验证不能完全反映计划的精确性。近几年开发出基于三维验证的工具,比如 Compass 系统、ArcCheck 系统和 Delta 4 系统等。这些系统能够在三维空间上对照射情况进行探测,重建后进行分析。更接近旋转调强放疗的概念和实际的剂量分布。

一、点剂量验证

点剂量验证亦称 0 维验证,通常采用电离室及相应模体进行测量,选择合适的电离室对验证结果至关重要。根据经验和文献报道,有效体积过大($\geqslant 0.6 cm^3$)或过小($\leqslant 0.01 cm^3$)都不适用于 IMRT 计划的验证,有效体积约为 $0.1 cm^3$ 的电离室可以在 IMRT 计划验证中有较好的重复性和可靠性。需要注意的是,电离室在测量中位置的选择对结果影响非常显著,电离室应置于剂量变化梯度较小的位置。由于电离室存在体积效应、侧向电子失衡效应等,在 IMRT 计划验证中可以使用金刚石探头。此种探头没有光子线的能量依赖性和上述效应,并且测量体积极小,分辨率高,可用于高剂量变化梯度区域。

将 IMRT 计划移植到模体上,然后计算剂量分布。模体可以是固体水、非均匀模体等具体模体,也可为 TPS 中建立的虚拟水模体。在移植模体后,建议根据靶区形状特点适当调整测量点的位置,一般使测量点位于靶区内部,剂量变化梯度小的位置。IMRT 计划的点验证可以将射野全部置为零度,也可以实际角度测量(使用 CT 扫描模体)。当适当考虑了治疗床对射线的影响后,旋转调强计划同样可以进行点验证。靶区外危及器官、半影区等低剂量高梯度位置的剂量验证不建议使用点验证,应该使用胶片进行验证。

由于 IMRT 技术强调的是二维射野内照射强度的不均匀性,点验证只能作为 IMRT 计划的一种辅助验证方式。另外点剂量的测量一般是配合胶片共同进行验证。

二、二维剂量验证

（一）胶片

胶片是一种很好的 IMRT 计划验证工具,其在高剂量区和低剂量区都有很好的可靠度。并且由于胶片分辨率高,也适用于在高剂量变化梯度区域及半影区测量。虽然免洗胶片的出现减少了因定影对结果的影响,但剂量刻度、扫描转换等因素对结果仍有一定影响。

理论上胶片可与固体水、模体配合进行任意角度的测量,但通常多用于冠状位。因为当采用0°机架验证时,胶片与MLC运动方向平行,从而能够验证野内所有MLC的到位精度。也可多张胶片于横断位并行夹在模体中进行复合野测量。

验证前对胶片进行剂量刻度后,可以用同批次胶片进行绝对剂量验证。在对胶片进行配准后,可以根据测量目的裁剪比对区域,然后进行分析。

（二）电子射野影像系统

当前电子射野影像系统(EPID)是一种易于操作控制的位置验证工具。EPID可使用累积曝光模式对照射全过程进行测量从而实现计划验证。其信号分辨率较高,测量效果堪比胶片。因为EPID集成在机架上,所以其只能垂直于射野中心轴在平行MLC运动的方向测量。目前可以使用EPID记录IMRT计划射野形状及相对剂量,并进行比对分析。随着探测器、分析软件的发展,EPID在患者个体化QA中的应用前景更为广泛。

（三）二维探头矩阵

目前商用二维探头矩阵发展已经比较成熟。根据探头性质分为电离室矩阵和半导体矩阵。与单独电离室或半导体相同,二维矩阵在进行验证测量前需要进行气温、气压校正,并要定期进行绝对剂量刻度。由于探头尺寸的限制,在固定的探测平面内,其有效探测面积及信号分辨率要低于胶片和EPID。

制定IMRT计划的二维验证时通常会面对两个问题:①射野逐一验证还是验证复合野。②验证射野角度均归零度还是采用实际角度。事实上,以上不同验证手段得出的结果意义不尽相同。射野逐一验证可以更容易分析和发现影响计划通过率的问题所在。而复合野验证是模拟患者计划执行时总的结果,更符合临床意义。前者较后者略显烦琐耗时,但对于子野数较多的计划更为实用。

目前大多数医院在使用二维矩阵进行IMRT计划验证时,为了避免探头及阵列布局的方向性响应差异,不进行IMRT计划实际射野照射角度下的剂量验证,而是将所有射野角度归为0°入射角来测量。这种验证虽然可以在一定程度上验证治疗计划计算的精度,但无法验证治疗设备(包括加速器和多叶准直器)在不同机架角度时的误差导致的输出剂量的差异。在通过率偏低时也难以从测量结果中判断误差原因和评估其临床计划影响,如实际执行治疗时多野照射合成剂量误差的大小和位置。但是有研究显示,当二维矩阵周围附加了适当厚度的剂量建成物后,并避免射线入射方向与矩阵探测器平面平行,该阵列完全能够胜任IMRT非0°野的剂量验证。

验证结果的分析方法需要根据情况进行选择。IMRT计划常用分析方法有吻合距离(distance to agreement,DTA)和γ两种方法。DTA法适用于高剂量低梯度或低剂量低梯度区域的分析;γ法兼顾了剂量和梯度因素,以用于分析IMRT整体剂量分布。无论是DTA法还是γ法,均有差别允许范围,比如2%/2mm、3%/3mm、4%/4mm等。对于同一验证结果,应该分别使用不同允许范围进行分析。另外可以采用变换允许范围组合来分析影响结果的因素,比如使用3%/4mm的结果好于使用4%/3mm,那么说明剂量的位置偏差影响较大。一般来说,当验证结果较差时二维阵列的摆位及刻度误差为主要影响因素,其次可能为MLC到位精度、透射系数、叶片对间缝隙因素,以及剂量学方面的变化。建议对于验证结果差的计划有必要再次测量和验证,以排除随机性误差和使用不当的影响。IMRT的QA计划推荐采用与患者计划执行时相同剂量率与MU数。反之则失去了QA的意义,这一点对于动态调强尤为重要。

三、三维剂量验证

针对VMAT技术的剂量学特点,逐渐发展出大尺度三维剂量验证工具。这些工具是从二维矩阵基础上发展而来,但信号重建及结果分析方法不尽相同。VAMT计划在执行时其剂量-机架角度/速率-剂量率互为耦联关系,三者均为连续变化状态。所以传统二维矩阵不能满足验证要求。COMPASS系统是将MatriXX矩阵固定于机头,使之始终垂直于射束,连续收集射束信号。然后将测量的MLC/剂量移植到患者计划CT中重建并与TPS计算结果进行比较。但是验证过程中,剂量重建、工具的位移、角度修正等因素对结果的影响不容易预测。ArcCheck系统是将半导体探头以纵向螺旋状排布与圆形模体表面。当机架旋转至任一探头正上方时,探头都垂直于射束。这样就极大地减少了半导体的角度依赖性。类似MapCheck,ArcCheck系统上每一探头都测量剂量并与TPS虚拟水模体中对应位置进行比较。

总之,每一例 IMRT 计划都需要验证。在这个环节,可以针对患者实际计划检验加速器、TPS 等设备的精确性,从而保证患者得到精度的治疗。个体化 QA 需要制定合理的操作流程规范以及容许范围。各单位应根据物理师水平、验证工具,加速器状态,患者治疗情况制定符合国家、行业标准,符合自身实际的 QA 方案。

四、IMRT 质控测试示例

当能够开展逆向调强放射治疗时,物理师可以利用厂家提供或机器预装的特殊驱动文件来验证加速器输出的精确性。美国医学物理师协会(AAPM)以及欧洲肿瘤放射治疗相关组织都根据实际测量和研究制定了针对 IMRT 的测试模板,以调查 IMRT 的实施精确性和总体的可信区间。AAPM TG-119 号报告就是根据上述测量调查的总结。报告中提出了 IMRT 计划的点剂量(电离室)、二维剂量(胶片和半导体矩阵)的测量方案。测试中均使用了水等效模体,模体可以插入电离室以及胶片。需要指出的是,这些测试方案只是针对 IMRT 实施精确性,而不是针对患者计划。利用此测试方案可以检验本单位加速器开展 IMRT 的有效精确性。

(一)条形野测试

同一等中心时设置五个 3cm 宽的条形 MLC 射野,分别以 40、80、120、160 及 200cGy 输出量从射束中心轴一侧依次运动到另一侧。使用电离室和胶片或矩阵进行测量和比对。

(二)多靶点测试

在模体中模拟勾画三个同轴的直径 4cm、长 4cm 的圆柱体。设置 7 野均分 IMRT 计划,使中间的圆柱体受到 50Gy,上方圆柱体受到 25Gy,下方圆柱体受到 12Gy 剂量。用电离室分别测量三个圆柱体中心的点剂量。用胶片测量中心层面剂量分布。如图 6-6 所示。

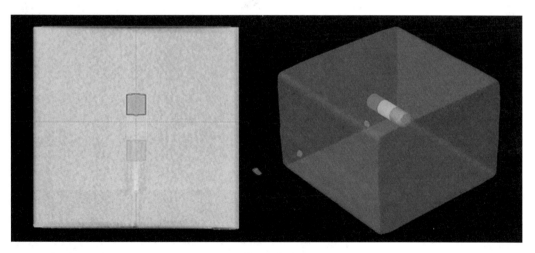

图 6-6 模拟多靶点示意图

(三)前列腺癌 IMRT

在模体中勾画一个左右宽 4cm、前后宽 2.6cm、头脚长 6.5cm 的类圆形靶区,以模拟前列腺癌的 CTV。CTV 后方凹陷以模拟一个与之毗邻的直径为 1.5cm 的直肠,以及在 CTV 前方模拟一个与之毗邻的左右宽 5cm、前后宽 4cm、头脚长 5cm 的膀胱。CTV 均匀外扩 0.6cm 生成 PTV。PTV 与直肠、膀胱部分重叠。制定 7 野均分 IMRT 计划。用电离室测量靶区中心和直肠中心剂量,用胶片测量中心层面剂量分布。如图 6-7 所示。

(四)头颈肿瘤 IMRT

在模体中勾画一个类似头颈肿瘤的 CTV,包括原发灶以及淋巴引流区。并模拟勾画两侧腮腺、脑干、脊髓等危及器官。并使靶区与脊髓间存在 1.5cm 的间隙。腮腺与靶区毗邻但无重叠。制定 9 野均分 IMRT 计划。用电离室分别测量靶区和脊髓中心的点剂量,用胶片分别过靶区和腮腺层面以及过脊髓层面的剂量分布。如图 6-8 所示。

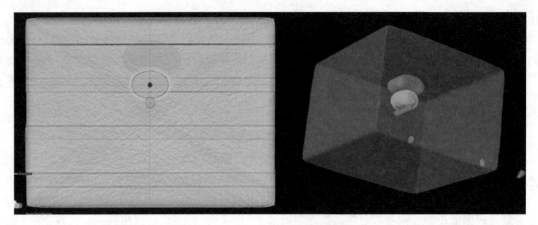

图 6-7 模拟前列腺靶区示意图

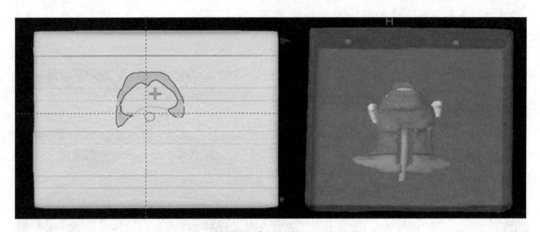

图 6-8 模拟鼻咽癌靶区示意图

（五）C 形靶区 IMRT

在模体中勾画一个 C 形靶区，包绕一个直径 2cm 圆柱体。使圆柱体中心位于电离室中心处。靶区内缘与圆柱外缘保持一个 0.5cm 的间隙。制定两个 9 野均分 IMRT 计划，分别要求内侧圆柱体的边缘剂量为靶区剂量的 50% 和 20%。用电离室分别测量圆柱体和靶区中心剂量，用胶片分别测量圆柱体和靶区中心层面剂量分布。如图 6-9 所示。

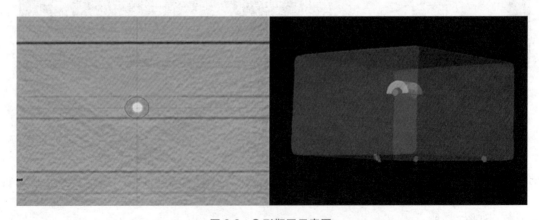

图 6-9 C 形靶区示意图

上述测试分别用二维探头矩阵进行逐个射野测量，角度归零。类前列腺和类头颈肿瘤靶区也可以使用实际病例，将靶区移植到模体中，然后指定计划并测量（图 6-10～图 6-12）。

（六）容差水平

胶片和二维矩阵的通过率分析标准均为 3%/3mm。点剂量误差计算方法为测量值减去计划值比

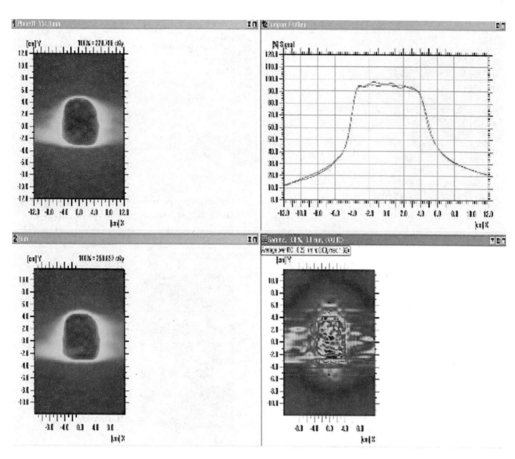

图 6-10　类前列腺癌 IMRT 计划验证结果

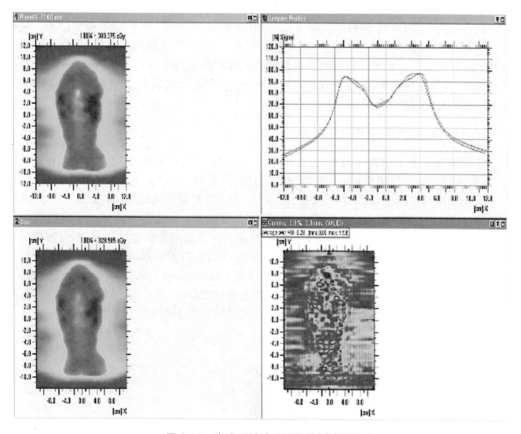

图 6-11　类头颈肿瘤 IMRT 计划验证结果

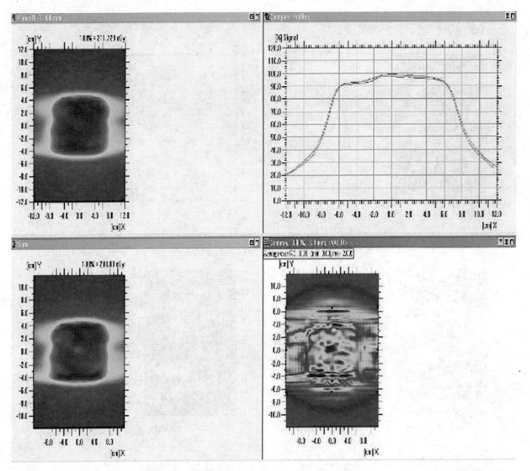

图 6-12　C 形靶区 IMRT 计划验证结果

上处方值。报告中关于容差水平的可信区间计算,给出公式误差平均值加上 1.96 倍标准差。根据报告调查,推荐 IMRT 点剂量测量容差水平为 4.5%(高剂量区)和 4.7%(低剂量区)。零度单野二维剂量分布通过率的容差水平为 93%。胶片测量复合野剂量分布的通过率容差水平为 88%(分析范围为准直器开野内)。值得注意的是,报告中对不同测试例的优化限制比较简单,因此实际临床病例 QA 结果的容差水平还需大量数据的研究得出。

五、AAPM TG218 报告建议

AAPM 在 2016 年发布了 TG218 报告,建议建立一致的 IMRT 质控标准,治疗前应该核查患者的治疗信息,包括患者的治疗计划和 QA 计划的传输(大机架,准直器,治疗床,MLC 位置,MLC 序列,机器 MU 数)等。之前治疗验证的主要方式是将机架角度归一到 0°,测量合成结果,而在 TG218 报告中,建议采用实际治疗角度进行测量验证,不应该再使用归一角度测量。每次测量前要对加速器进行剂量刻度。剂量归一方式采用全局归一,归一点选在最大剂量的 90% 低剂量梯度的区域,剂量阈值设置为 10%。评估方式为绝对剂量,不采用相对剂量。全局误差 r 通过率(3%/2mm,10%)≥95%,处置界限为(3%/2mm,10%)≥90%,对于 r 值最大点或大于 1.5 倍(4.5%/3mm,10%)需要每个点分析检查。每个靶区及危及器官进行 DVH 的 r 值分析。当出现误差超过限制时,要对该计划进行复核检查,检查顺序是 QA 模体或验证装置位置、射束特性、MLC、TPS,剂量网格大小也是很重要的因素。

(何侠　张伟　巩贯忠)

扫一扫,测一测

第三篇 常见肿瘤的放射治疗计划

　　前两篇我们学习了放疗计划学的相关基础知识、计划系统的结构功能与应用等,对放疗计划中涉及的影像学、物理学及计算机等基础知识有了充分掌握,及使用常用计划系统进行计划评估的总原则和 QA&QC。

　　现在将进入专题部分,针对各个具体的临床常见病种,进行计划设计和评估的详细介绍,包括常规二维放疗及三维精确放疗等,并对未来放射计划设计的新进展进行阐述。

第一节　胶　质　瘤

一、放射治疗

（一）适应证及治疗原则

1. 高级别胶质瘤　包括胶质母细胞瘤、间变星形细胞瘤、间变少突细胞瘤和间变少突星形细胞瘤,术后无论肿瘤是否残留,均应行术后放疗,不能手术者可行单纯放疗。

2. 低级别胶质瘤　术后残留应作术后放疗;术前行活检或次全切除术者,术后应尽早行放疗;对于完全切除者,如果存在高危因素,也应行术后放疗。高危因素有:年龄大于40岁、肿瘤直径大于6cm;术前影像学显示肿瘤跨中线;病理类型为星形细胞瘤。

（二）靶区确定与勾画

1. 高级别胶质瘤

（1）放疗时机:建议术后2~4周左右尽快开始放疗。

（2）靶区和剂量:GTV为强化后的MRI T1加权像显示的术后残留肿瘤和/或术腔,总剂量60~66Gy/30次/6周,单次分割量1.8~2Gy。CTV1为GTV外扩2cm,剂量达50Gy后,缩野至CTV2。CTV2(主要用于后期补量)为GTV外扩0.5~1cm,剂量10Gy左右。

2. 低级别胶质瘤

（1）放疗时机:术后有肿瘤残留者推荐早期放疗;对肿瘤完全切除患者,预后因素属低危者可定期观察,预后因素属高危者推荐早期放疗。

（2）靶区和剂量:GTV定义为MRI FLAIR/T2加权像上的异常信号区域,总剂量50~54Gy,单次分割量1.8~2Gy。CTV定义为GTV或和术腔边缘外扩1~2cm,总剂量45~54Gy/25~27次/5周,单次分割量1.8~2Gy。

（三）危及器官的确定与勾画

在胶质瘤的放疗中剂量限制的主要器官脑干、视神经、视交叉、颞叶、晶状体等,具体勾画方法见鼻咽癌章节。

（四）放疗技术方案

胶质瘤的初始治疗,可采用6~10MV X线外照射,每周5次。推荐三维适形放疗(3D-CRT)或调强放疗(IMRT),立体定向放疗对于肿瘤部位过深不能完全切除或术后放疗仍存在残留病灶时,是一种有效的局部治疗,也适用于部分复发患者。靶区勾画需参考术前和术后的影像资料,以MR图像为主要依据,辅以MRI功能成像及波谱分析。

二、放疗计划设计

（一）模拟定位

脑胶质瘤一般选用具有良好塑形性的小型热塑面膜固定。大孔径CT定位时患者取仰卧位,平躺于头罩固定体架上,双上肢自然下垂平放于身体两侧,双腿并拢,全身放松。CT增强扫描范围是自颅顶至第 4 颈椎下缘,扫描层厚一般为 3mm。

（二）二维计划设计

二维计划设计一般采用 2~3 个大照射野,根据靶区形状、位置及患者体表弧面,使用相应角度的楔形板,最终剂量分布的适形度及均匀性较 3D-CRT、IMRT 差,但费用相对较低,随着精确放疗的发展及应用,现已陆续被淘汰。

（三）三维适形计划设计

颅脑肿瘤放疗计划设计时首先观察靶区形状,注意靶区与危及器官的相互位置关系,计划设计时首先选择射野等中心位置,射野等中心默认在整个靶区的几何中心处,微调等中心位置使其体表投影位于较平坦位置,以便于摆位。胶质瘤的计划设计一般选用 5~7 个照射野,射线能量选用 6MV X 线,在计划设计时机架应选择避开晶状体、脑干等危及器官的射野角度,根据靶区与危及器官的相应位置关系,可以通过旋转床角进行非共面照射以保护危及器官。射野权重设置时应以照射正常脑组织较少的切线野为主,在局部剂量不足或剂量较高的区域增加小野来中和整个靶区内的热点及冷点,可以提高靶区的适形度及均匀性。射野 BEV 如图 7-1 所示。

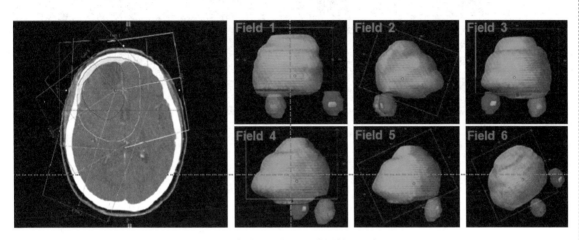

图 7-1　胶质瘤三维适形计划射野示意图

（四）固定野逆向调强计划设计与优化

脑胶质瘤调强计划设计一般选用 6~7 个照射野,偏心性肿瘤可适当减少照射野数目,根据肿瘤的具体位置进行适当的调整,并且注意射野角度不能对穿(图 7-2)。

逆向计划中通常使用 B-P 来限制靶区之外的正常组织受照剂量,即 Body(体部轮廓)减去 PTV 外扩 3~5mm 的范围(图 7-3,粉红色区域为 B-P)。设定计划优化 NTO 值,此值代表靶区之外剂量随距离

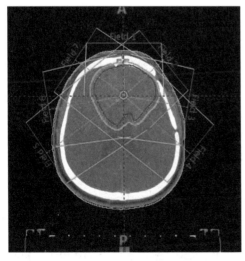

图 7-2　固定野调强计划射野示意图

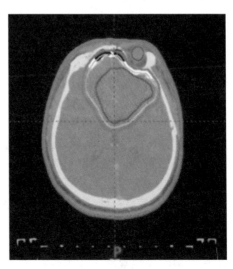

图 7-3　逆向调强计划实施

跌落的程度。给予 PTV 和危及器官合理的优化条件进行反复优化迭代(图 7-4)。在使 PTV 达到处方剂量的同时尽量降低危及器官及正常组织的受照剂量,计划过程中需要通过观察优化目标 DVH 图及横断面剂量分布图,反复调整优化目标值或优先权值,使最终优化结果达到最佳目标。

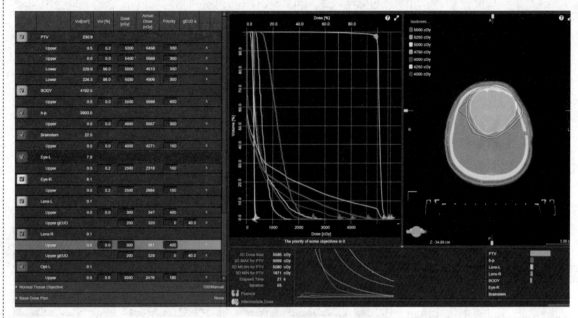

图 7-4　逆向调强计划优化条件

扫一扫,测一测

（吴君心　巩贯忠）

第二节　髓母细胞瘤

一、放射治疗

（一）适应证及治疗原则

髓母细胞瘤是儿童常见的颅内肿瘤之一,手术及术后放疗是髓母细胞瘤的标准治疗模式,部分高危患者需联合化疗。高危因素包括术后肿瘤残留、颅内种植及播散、脑脊液找到肿瘤细胞。

（二）靶区确定与勾画

1. 放疗时机　髓母细胞瘤一般术后 2~4 周左右开始放疗,年龄小于 3 岁患儿,可先行化疗,待年龄稍大再放疗。

2. 靶区和剂量　靶区范围是全脑全脊髓+后颅窝补量照射。全脑全脊髓照射低危组 30Gy,高危组特别是术后 MRI 提示残存病灶,剂量可增加到 36Gy。后颅窝照射剂量可根据患儿年龄不同有所区别,年龄小于 3 岁的,推量至 45Gy,大于 3 岁的患儿可照射 50~55Gy。

（三）危及器官的确定与勾画

髓母细胞瘤放疗危及器官有脑干、视神经、晶状体、颞叶、下丘脑-垂体区、颞叶、内耳、甲状腺、肺、肝脏、肾脏、胃肠道等。照射野设计时,尽量减少上述器官及组织受量。

（四）放疗技术方案

可采用 6MV X 线常规分割(1.8Gy/次,5 次/周)外照射;推荐三维适形放疗(3D-CRT);靶区勾画需参考术前和术后的影像资料,主要以 MRI 为参考依据,可辅以功能成像及波谱分析。

二、放疗计划设计

（一）常规放疗

1. **体位及固定** 患者取俯卧位,身下垫 10cm 厚的泡沫板,头枕船形枕,调整船形枕的前后垫块位置和角度,使患者的头处于下颌内收,后颈过伸位,模拟机下调整体位,使体中线呈直线,水平透视时,两侧外耳孔重叠,热塑膜固定。

2. **照射野** 全脑照射野拍全脑两侧位片,下界在颈 4 水平,上界开放致颅骨外 3cm。每照射 10Gy,缩一次野,全脑照射野在 Y 轴方向上、下各缩小 1cm,同时,脊髓电子线照射野向头侧移动 1cm,并保持与全脑照射野有 1cm 的间隙。

3. **脊髓照射野** 对于脊髓深度在 4~5cm 以内的患者,可采用电子线垂直野照射,根据脊髓长度分 2~3 段,每段中间间隔 1cm。对于脊髓深度不宜用电子线者,采用 X 线两后斜野 ±45° 交角照射(用楔形板)。骶骨区域采用铲形野照射,下界应包括 MRI 显示的硬膜囊下界,通常在骶 2 或以下水平。对于儿童患者,由于其处于生长发育过程,照射野应包全在照射范围内的骨骼,以免将来生长不对称产生畸形,影响生存质量。对于女性患者,骶骨区通常采用侧野照射,保护卵巢。

（二）精确放疗计划设计与优化

三维适形或调强放疗技术的应用可以降低内耳的照射剂量和使前颅窝底筛板区受到确定的足够剂量的照射,减少脑干、颞叶、下丘脑-垂体区、甲状腺的照射剂量。同时,三维适形或调强放疗可以在降低正常组织剂量的前提下,提高肿瘤瘤床的剂量,进一步提高治疗疗效。

1. **模拟定位** 全脑全脊髓照射技术是一项照射范围大,需要进行多个等中心多野衔接,对定位、计划设计、摆位精度要求较高的放疗技术。一般推荐选用舒适性较高的仰卧位。颅脑、颈部应采用热塑头颈肩膜固定,躯干部位采用真空体位固定垫固定,双上肢自然下垂于体侧并固定于真空体位固定垫中,下肢伸直并拢平放于床面。

为确保治疗精度及治疗的重复性,具体细节需要注意以下几个方面:

（1）根据患者个体差异,选择合适的热塑膜固定头枕。尽量使患者颈椎处于平坦且水平状态。

（2）确定患者仰头角度,使下颌骨与床面垂直。

（3）使患者头颅正中线、棘突正中线和体正中矢状线尽量保持重合,头板、真空垫、体表三位一体固定,身体成一条直线,以增加患者摆位的可重复性。CT 增强扫描自颅顶至骶下缘,扫描层厚 5mm。定位 CT 图像传输至治疗计划系统后勾画肿瘤靶区和危及器官:靶区勾画包括全脑组织、全脊髓及神经根;危及器官包括双侧眼球、晶状体、视神经、脑干、肺、心脏、肝脏、肾脏、膀胱、直肠等。靶区示意图见图 7-5。

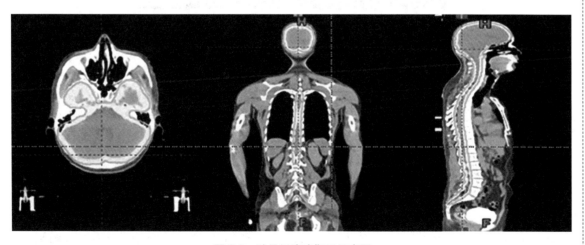

图 7-5 髓母细胞瘤靶区示意图

2. 三维适形放疗计划设计 计划设计的方式,分三个部位分别进行介绍。

(1) 全脑:射野中心放置于颅脑中,如图 7-6 所示。

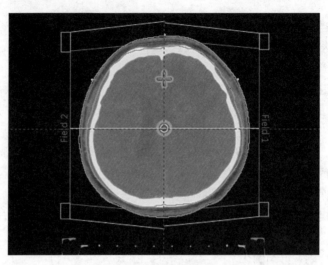

图 7-6 全脑照射野示意图

(2) 颈胸段脊髓:射野中心放置于颈胸部脊髓轮廓中心。此中心的射野上端 MLC 叶片应覆盖枕骨大孔,以用于射野衔接时剂量冷热点的处理。利用胸部等中心采用 4 个固定野对颈胸段脊髓靶区进行等中心照射。射野方向采用一前两后斜野交叉照射,机架角度一般为 0°、150°、210°,如图 7-7 所示,脊髓靶区形状与 MLC 间隙 5mm,根据剂量分布调整射野权重比例。

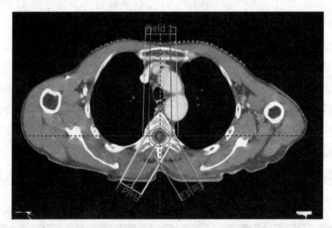

图 7-7 颈胸部脊髓照射野示意图

(3) 腰骶段脊髓:射野中心放置于腰椎中。下端 MLC 叶片应覆盖骶尾骨。利用腹部等中心采用 3 个固定野对腰骶段脊髓靶区进行等中心照射。如图 7-8 所示。射野方向采用一前两后斜野交叉照射,机架角度一般为 0°、150°、210°,射野角度及权重可以根据正常器官受量进行微调。亦可根据特殊情况选用二个前斜野加一个后垂直野的照射方式,示意图见图 7-9,根据勾画的靶区形状设计多叶光栅形状。

由于颈部和胸部照射野的体表厚度不同,因此颈胸段脊髓照射野利用两个 0°射野分别调整权重。颈胸段脊髓射野与全脑射野衔接主要通过调整颈胸段脊髓照射野准直器范围,使颅脑野下界与颈胸段脊髓照射野上界尽量重合,交界部分冷热点区域利用较小权重的颈段脊髓 0°照射野的多叶光栅进行调整。颈胸段射野与腰骶段射野衔接主要通过调整腰骶段射野准直器范围来实现,使颈胸段射野下界与腰骶段射野上界尽量重合,交界部分冷热点区域可利用小权重射野的多叶光栅进行调整。通过横断面剂量分布及 DVH 图综合评估,计划目标 95%以上的靶区体积应达到处方剂量,危及器官不超过耐受剂量,衔接层面热、冷点区域满足临床要求。

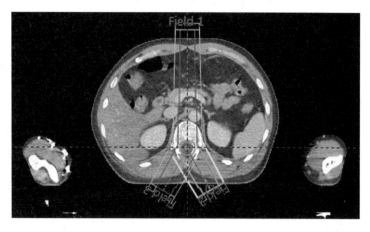

图 7-8　腰骶段脊髓照射野示意图(一前加两后斜野)

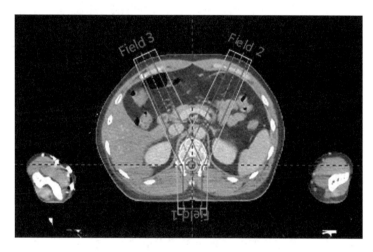

图 7-9　腰骶段脊髓照射野示意图(两前斜加野后垂直野)

扫一扫,测一测

（吴君心　巩贯忠　尹丽）

第三节　垂　体　瘤

一、放射治疗

（一）适应证及治疗原则

术后放疗适应证为:肿瘤不完全切除;持续的内分泌功能过度;复发二次手术。对于不能耐受手术或拒绝手术患者,可直接行单纯放疗。

（二）靶区确定与勾画

1. 放疗时机　垂体瘤术后患者一般在 4 周左右尽快行放疗。不能手术及部分复发患者,尽早放疗。

2. 靶区和剂量　GTV 根据 MRI 检查显示的肿瘤,包括邻近受侵犯的组织。CTV:GTV 外放 5mm。

笔记

PTV:CTV 外放 2～3mm。非功能性垂体瘤总剂量 45～50.4Gy,分次量 1.8Gy,功能性垂体瘤总剂量可达50.4～54Gy。

（三）危及器官的确定与勾画

垂体瘤危及器官有晶状体、视神经、视交叉、脑干、颞叶等,具体限量见鼻咽癌章节。复发患者需结合首次放疗重要器官的受量来综合考量。

（四）放疗技术方案

推荐 6～10MV X 线常规分割(1.8～2.0Gy/次,5 次/周)外照射;推荐三维适形放疗(3D-CRT)或调强放疗(IMRT)技术的应用;对残存或复发的肿瘤,可采用 X 刀或 γ 刀治疗,特别适用于残留海绵窦及蝶窦肿瘤,对靠近或侵犯视神经及视交叉等部位肿瘤,需慎用及禁用。靶区勾画主要参考术前及术后 MRI。

垂体瘤 IMRT
计划设计(视
频)

二、放疗计划设计

（一）常规放疗

1. 体位及固定　使用热塑面罩固定,眉弓下缘至外耳孔连线与床面垂直,如果肿瘤位于蝶鞍或蝶窦内,可将头置于外眦与外耳孔连线与床垂直。

2. 照射野　常规放疗采用一前加两侧野的放疗技术,一般设(5×5)cm² 野,肿瘤边界外放 1cm,肿瘤直径过大(>3cm)不适宜用此技术。

3. 二维放疗计划设计　常用一前加两侧野的三野照射技术。一般设(5×5)cm² 射野,少数体积比较大的肿瘤则需要加大射野。

（二）精确放疗计划设计与优化

1. 模拟定位　垂体瘤的定位一般选用热塑面膜进行头罩固定。定位时使患者取仰卧位平躺在头罩固定体架之上,双上肢自然下垂平放,双腿并拢,全身放松。CT 扫描范围要自颅顶向下包括整个脑组织,扫描层厚 3mm。图像采集后,经网络将定位 CT 图像传输至计划系统,由临床医生勾画靶区和危及器官。

2. 三维适形计划设计　由于垂体瘤的位置距离周围危及器官较近,在设计放疗计划时要注意保护周围器官,特别是晶状体、脑干、视交叉及视神经等敏感组织,靶区如图 7-10 所示。

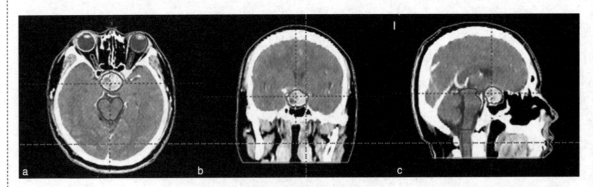

图 7-10　垂体瘤靶区示意图
a. 横断面;b. 矢状面;c. 冠状面。

垂体瘤的放疗计划一般都采用 6MV X 线,根据肿瘤大小,一般设置 3～5 个照射野,射野角度选择一般为 0°、90°、270°(三野)或 0°、70°、110°、250°、290°(五野),如图 7-11、图 7-12 所示。0°野要注意保证照射到整个靶区的同时能完全避开晶状体,如果肿瘤体积过大,亦可旋转床角躲避晶状体。其他四个斜野方向选择原则主要是为了避开眼球、视神经且尽可能的保护脑干,根据计算的剂量分布,合理调整射野权重。

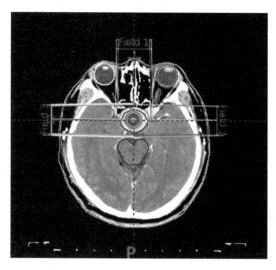

图 7-11 垂体瘤照射野示意图(3 野)

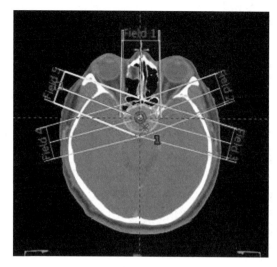

图 7-12 垂体瘤照射野示意图(5 野)

扫一扫,测一测

（吴君心　巩贯忠　尹丽）

第四节 鼻 咽 癌

一、放射治疗

（一）适应证及治疗原则

鼻咽癌的治疗主要以放疗为主。早期病例 $T_{1\sim2}N_0$ 可单纯放射治疗,局部晚期病例采用放化综合治疗,远处转移可先行化疗,后行局部姑息放疗;复发患者部分病例可行再程放疗。

（二）靶区确定与勾画

1. 初治患者放疗时机　因鼻咽癌是以放疗为主,理论上所有病例应尽早放疗,但少部分局部晚期患者,考虑病变范围较广,放疗可能带来的损伤及后遗症较重,或因考虑正常组织及器官限量,肿瘤组织不能达到理想的根治剂量,导致局部控制率下降,这部分患者可先做 2~3 个周期诱导化疗,待肿瘤缩小后再行放疗;对于首诊即有远处转移(M1)的患者,以系统治疗为主,先做化疗后再行鼻咽局部放疗,及对较孤立的远处转移病灶进行放疗。

2. 靶区和剂量　GTV 为通过临床体检、多模态影像如 CT、MRI、PET-CT、B 超及鼻内镜等发现的肿瘤病灶,包括鼻咽癌原发灶(GTVnx 或 GTV1)和转移阳性淋巴结(GTVnd 或 GTV2),剂量分别给予 70~75Gy 和 66~70Gy。CTV 包括高危亚临床靶区(CTV1)和低危亚临床病灶预防区(CTV2),不同研究中心根据指导原则,在勾画细节上可能存在区别。总体而言 CTV1 剂量 60Gy 左右,覆盖原发灶周围高危区域(咽旁间隙、翼突、颅底、蝶窦下部、鼻腔和上颌窦后部、斜坡前、岩尖)和高危下一站淋巴引流区(咽后淋巴结、Ⅱ、Ⅲ、Ⅳa 区)。CTV2 剂量 50.4Gy 左右,覆盖余下的 Ⅳ、Ⅴ 区等。应注意 CTV1 和 CTV2 的范围,淋巴引流区的预防要结合患者肿瘤具体情况而定。PGTV 为 GTV 外放 5mm,如果肿瘤累及或邻近脑干、脊髓等重要区域,外放可根据解剖结构边界适当减少。

（三）危及器官的勾画与剂量限制

1. 危及器官勾画　头颈部肿瘤特别是鼻咽癌,涉及的危及器官及正常组织较多,按照其功能损伤的危害程度和放疗计划设计时的重要性,将之分为 Ⅲ 类。

（1）Ⅰ类:必须保护和计划设计时优先考虑的正常组织。

1）脑干：脑干位于脊髓和间脑之间，上连大脑，下连脊髓，呈不规则的柱状形。脑干自下而上由延髓、脑桥、中脑三部分组成。脑干的功能主要是维持个体生命，包括心跳、呼吸、消化、体温、睡眠等重要生理功能。

2）脊髓：位于椎管内，上界位于枕骨大孔处与延髓相连续，颈髓下界位于胸切迹水平与胸段脊髓相延续，直径约1cm。

3）颞叶：颞叶位于外侧裂之下，中颅窝和小脑幕之上，其前方为额叶，上方为额顶叶，后方为枕叶。颞叶的功能主要负责处理听觉信息，同时与记忆功能和情感密切相关。在断层CT图像中不易显示，建议MRI/CT融合，可清晰显示双侧颞叶。对无法MRI融合者，在断层CT横断面勾画颞叶时参考冠状位颅中窝的位置加以判定。

4）视神经、视交叉：视神经起于视网膜后方的双侧结构，通过视神经管后汇于视交叉。CT上表现为3~5mm软组织密度带状结构，由于扫描层面不尽一致，有时不能在一个层面显示全长。视交叉下方是受鞍膈遮盖的脑垂体，两者上下相距5~10mm，其间有交叉池。视交叉位于垂体窝上方，呈蝶形结构，长约5~8mm，MRI图像上最易于分辨，CT上不易辨别，但可根据鞍上区域解剖定位作为参考。

（2）Ⅱ类：重要的正常组织。

1）垂体：垂体位于颅中窝、蝶骨体上面的垂体窝内，借垂体柄漏斗与下丘脑相连，其上方有视交叉，后方为鞍背，两侧有颈内动脉。一般来讲成人的垂体大小约为1cm×1.5cm×0.5cm，脑垂体是人体最重要的内分泌腺，分前叶和后叶两部分。垂体分泌多种激素，如生长激素、促甲状腺激素、促肾上腺皮质激素、促性腺素、催产素、催乳素、抗利尿激素、黑色细胞刺激素等，对代谢、生长、发育和生殖等有重要作用。

2）眼球和晶状体：眼球位于眶内，是视器的主要部分，前后径约24~25mm，后端由视神经连于间脑。角膜是位于眼球最前面的透明部分，覆盖虹膜、瞳孔及前房，直径在1cm左右；晶状体为一富有弹性、且透明的双凸面体，形似扁圆形双凸透镜，位于角膜、虹膜、瞳孔之后，玻璃体之前，成年人晶状体直径约为9~10mm，平均厚度约为4~5mm。

3）下颌骨和颞颌关节：下颌骨围成口腔的前壁和侧壁，其水平部分为下颌体、垂直部分为下颌支，表层为骨密质，内部为骨松质，下颌骨与颞骨关节凹组成颞颌关节。

（3）Ⅲ类：其他需要保护的正常组织。

1）涎腺：如腮腺和颌下腺。腮腺位于耳垂下前方，前界为咬肌和下颌骨升支，后界为胸锁乳突肌，外界为皮肤、皮下组织和腮腺咬肌筋膜，内侧为颈内动、静脉、茎突等，与咽旁间隙毗邻。腮腺分为深浅两叶，中间有峡部连接。解剖上以面神经为界作为深、浅两叶的分界，但因面神经断层CT上不能显示，以下颌后静脉或下颌骨升支后缘作为腮腺深、浅两叶的分界标记。颌下腺位于下颌骨下缘及二腹肌前、后腹所围成的下颌下三角内，其导管自腺内侧面发出，沿口底黏膜深面前行，开口于舌下阜。颌下腺为混合物性腺体，但以浆液性腺泡为主。

2）内耳：位于颞骨岩部，居于中耳和内耳道底之间。包括骨迷路和膜迷路两部分。

3）喉：喉上方起自会厌上缘，下至环状软骨下缘，约第3颈椎上缘至约第6颈椎下缘水平，包括声门上、声门和声门下3部分。声门区是位于喉中央的一个狭窄区，CT上容易鉴别。勾画靶区时根据具体情况可以包括喉黏膜为主或包括全部喉结构。

4）甲状腺：甲状腺由左右两个侧叶及连接两叶间的峡部组成。正常甲状腺的位置多从第5颈椎至第1胸椎水平间。甲状腺的毗邻组织较多。覆盖在甲状腺浅面的有胸骨舌骨肌、胸骨甲状肌和肩胛舌骨肌。甲状腺的内侧面与后方有气管、食管、喉返神经、喉上神经外支、甲状旁腺相邻。甲状腺的后外侧为颈血管鞘。因甲状腺组织有聚碘功能，因此甲状腺在CT平扫上表现为稍高密度影，勾画较容易。

5）口腔：消化系统的起始部，其前壁为唇，侧壁为颊，上壁为腭，下壁为口底。

6）咽缩肌：包括上、中、下三部分，呈叠瓦状排列，即咽下缩肌覆盖于咽中缩肌下部，咽中缩肌覆盖于咽上缩肌下部。上咽缩肌起自蝶骨翼突的翼内板、翼下颌裂、下颌舌骨肌线、下颌骨、部分来源于舌根侧方穿越颏舌肌的肌束，止于咽后部中缝，负责收缩鼻咽和提肌。中咽缩肌：尖部附于舌骨，基底部与咽中缝相连，负责收缩口咽。下咽缩肌：起自甲状软骨斜线，止于后方咽中缝，负责收缩咽喉部及喉的提肌。

2. 头颈部危及器官的剂量限制　勾画危及器官并限以安全剂量，是调强放疗计划重要组成部分，其目的是预防严重并发症的发生。以下是头颈部重要危及器官的剂量限制。

（1）颞叶：最大耐受剂量≤60Gy，日后发生颞叶坏死的概率不超过3%；如颞叶受量70Gy，坏死发生率将升至 5%。

（2）垂体：最大耐受剂量≤50~60Gy，如有蝶窦或海绵窦受侵，为保证肿瘤控制对垂体的剂量限制可适当放宽。

（3）脑干：最大耐受剂量≤54Gy（以脑干外放 3mm 的 PRV 计算）。如全部脑干接受不超过 54Gy 的剂量，则日后发生相关脑神经麻痹和脑干坏死的概率不超过 5%，如果限制不超过 10ml 的脑干体积接受的剂量不超过 60Gy，则发生脑干的损伤的概率也不会超过 5%，如有更高的剂量，如 64Gy，但限定在 1ml 的体积内，则日后发生脑坏死的概率仍不超过 5%。因此对毗邻脑干或已侵犯脑干的肿瘤靶区，对危及器官的限制可适当变通，允许适当超量，但超量部分应尽可能控制在小范围内，并应随着肿瘤的缩小及时缩小靶区，以最大可能地在满足靶区剂量的同时保护正常组织器官。

（4）脊髓：最大耐受剂量≤45Gy（以脊髓外放 5mm 的 PRV 计算）。在此安全剂量内，发生脊髓炎瘫痪者罕见，如至 50Gy，则脊髓炎发生概率为 0.2%，60Gy 则发生率可升至 6%，如达 70Gy，50% 的患者将发生脊髓炎。

（5）视神经、视交叉：最大耐受剂量≤60Gy。如全部视神经、视交叉所受剂量不超过 54Gy，则发生损伤的概率不超过 3%；如全部视神经、视交叉所受剂量在 54~60Gy 范围内，则损伤发生率在 3%~7%，如剂量超过 60Gy，则损伤的概率可达 7%~20%。

（6）角膜、晶状体：如分别进行限量，则晶状体最大耐受剂量≤9Gy、角膜最大耐受剂量≤30Gy。如果将角膜晶状体合二为一进行评价时，角膜的最大耐受剂量≤9Gy。对于病变远离角膜晶状体者，可设定 9~12Gy 的安全限定剂量。但当病变毗邻角膜晶状体时，在保护健侧眼球的前提下，角膜晶状体的限定剂量可放宽至 30Gy 甚至再高，以取得靶区剂量和危及器官限量的一个综合考虑和平衡。

（7）耳蜗：平均耐受剂量≤45Gy。对于早期鼻咽癌，应考虑内耳、耳蜗的受量并加以限定，以免日后发生神经性耳聋的发生；但对于晚期鼻咽癌，尤其是岩骨破坏者，以靶区充分包括肿瘤并给予有效根治剂量为优先的原则，对内耳、耳蜗的剂量不做特殊限制。

（8）腮腺：平均剂量<26Gy，50% 体积腮腺剂量应<30Gy。一般认为，全部腮腺接受的剂量不超过 20~25Gy，腮腺功能是可以恢复的，或者 50% 体积的腮腺剂量不超过 30~35Gy，其功能也可部分恢复。应注意的是，腮腺剂量限制应结合靶区剂量覆盖情况综合考虑，当病变侵犯腮腺深叶，则患侧腮腺剂量可不做限制。

（9）喉：平均耐受剂量≤40~50Gy。在限定危及器官安全剂量时，必须要综合靶区和危及器官间的剂量权重，一般而言剂量权重重要性为：脑干、脊髓>靶区>腮腺及其他危及器官。表 7-1 给出了鼻咽癌正常组织一般限量。

表 7-1　鼻咽癌放疗计划正常组织限量

危及器官	剂量限制	危及器官	剂量限制
脑干	≤54Gy	内耳	≤45Gy
脊髓	≤45Gy	腮腺	平均≤26Gy
角膜 & 晶状体	≤9Gy	颌下腺	平均≤36Gy
视神经 & 视交叉	≤60Gy	舌下腺	平均≤25Gy
颞叶	≤60Gy	甲状腺	平均≤35Gy
垂体	≤50Gy	喉黏膜	≤40Gy

具体实施过程中需要考虑：①病期的早晚：早期病变强调危及器官严格限量的重要性；晚期病变因病变范围广泛如毗邻脑干脊髓时，在充分考虑剂量权重的前提下，危及器官的限量可适当放宽。②病变部位：如靶区距离危及器官有一定的安全距离，则危及器官的限量一定要严格；如靶区和危及器官关系密切，则要适当取舍：如下咽癌、喉癌的放疗，对腮腺、下颌骨、脊髓的限量要严格，但对咽缩肌、喉、气管可以不做严格限制，以保证靶区的剂量；再如鼻腔筛窦癌侵犯眼眶毗邻角膜晶状体时，脑干、脊髓、对侧角膜晶状体的限量要严格，但病变侧的视神经、角膜晶状体的受量可适当放宽，以保证靶区得到有效的照射剂量。③分次剂量及总剂量：分次剂量及总剂量的高低与晚期并发症的发生直接相关，因此对病变和重要的危及器官如脑干脊髓关系密切时，不主张过高的分次剂量和总剂量。

对晚期病变和危及器官尤其是和颞叶、脑干关系密切时，如初始的靶区因包括了部分危及器官，随着放疗的实施,肿瘤会逐步回缩,因此为最大可能保护危及器官,当 GTV 剂量≤50Gy 时,应二次定位 CT 扫描,及时缩小靶区、重新计划设计。同时临床上还应注意患者是否有糖尿病、甲状腺功能亢进、高血压等内科疾病,如有应争取在放疗前控制至正常水平,否则即便危及器官在安全限量内仍有发生并发症的风险。

（四）放射治疗技术方案

推荐 6MV X 线外照射 32～34 次,每周 5 次,GTVnx:2.06～2.18Gy/次,GTVnd:2.0～2.03Gy/次,CTV1:1.875Gy/次,CTV2:1.8Gy/次。鼻咽部及颅底解剖结构复杂,重要的危及器官较多,推荐 3D-CRT 及 IMRT,但 IMRT 较 3D-CRT 更具有剂量学优势,对正常组织及器官有更好的保护,因此,IMRT 是目前鼻咽癌放疗的主流技术。腔内后装治疗作为外照射的补充技术,适用于表浅肿瘤或部分鼻咽腔复发患者。因为目前鼻咽癌分期系统主要依据 MRI,因此勾画靶区时主要参照 MRI,但是单一的影像学检查并不能很好反映所有病情,更多学者主张使用多模态影像,如 MRI、CT、PET-CT 之间的相互结合与融合,解决了各种影像学检查的自身缺点。

二、调强放疗计划设计

（一）常规放疗

1. 布野原则　鼻咽、咽旁、颅底、颈部必须同时照射,避免在肿瘤组织上分野。

2. 照射靶区

（1）原发灶:局限在鼻咽腔内的小 $T(T_1、T_2)$ 肿瘤,应完全包括鼻咽腔,前、后组筛窦、眶尖、中颅窝前端、翼腭窝、上颌窦后壁、后鼻孔前 2cm;后:椎体 1/2～2/3;上:蝶窦、蝶骨体、蝶骨大翼各孔道、破裂孔岩尖;下:口咽扁桃体窝上 1/2、软腭鼻底,侵犯全腔或多壁的 T_1N_0,面颈联合野下界应包含舌会厌溪。对于 T_2 以上,根据具体范围适当外扩。

（2）颈部:颈部淋巴结常规作全颈预防,$N_0～N_1$ 预防照射到锁骨上;$N_2～N_3$ 照射到锁骨下切迹上下。

3. 外照射方法　鼻咽癌常规外照射一般采用仰卧位等中心照射技术。等中心定位在模拟机下行体位固定和确定照射靶区,采用多叶光栅或低熔点铅作不规则野的铅模挡块。

4. 照射野的设计及原则　颈部淋巴结阴性者面颈联合野 36～40Gy 后,第二段改为耳前野+辅助野+上半颈前野(切线野)照射至总量。颈部淋巴结阳性者第一段面颈联合野 36～40Gy 后,第二段改为耳前野+辅助野+全颈前野(切线野)照射至总量。对口咽侵犯较大,第一段面颈联合野 36～40Gy 后,口咽肿瘤仍未消退者,第二段仍用小面颈联合野照射至总量,但后界必须避开脊髓,颈后区用电子线照射,下颈区用前野(切线野)照射。对于鼻腔、颅底和颈动脉鞘区受侵犯者,可分别辅助选用鼻前野、颅底野和耳后野。常用照射野设计如下:

（1）面颈联合野:应包括鼻咽原发灶区、亚临床病灶和上半颈区范围,上:眉弓结节与外耳孔上缘上 0.5～1cm,有颅底侵犯为上 1～2cm;下:以颈淋巴结不同而在舌骨水平、喉结节、环甲膜水平;前:耳屏前 5～6cm,鼻腔侵犯向前 8cm,需要挡眼及部分口腔;后:在耳后沿发际及斜方肌前缘下行,不包括颈下及喉。面颈联合野除局限于鼻咽 1～2 个壁的鼻咽癌都可使用。

（2）耳颞部侧野:包括鼻咽顶后壁、椎前软组织。后缘:耳孔后缘或后缘后 0.5～1cm;下缘:鼻翼水平与耳垂下 1～2cm 连线处。

（3）全颈切线野:除口咽淋巴结、颈内动脉出颅处淋巴结外的。上:下颌骨下缘上 1cm 与耳垂连线;下:锁骨上缘、下缘、下缘下 2～3cm;外:锁骨末端、肱骨头内缘;中间:以 3cm 挡铅挡脊髓。未分化癌或锁骨上有转移从挡喉以上脊髓。颈前分割野上界与不规则耳前野衔接,上半颈预防照射时照射上半颈区,全颈预防照射时,下界要包括锁骨上区。

（4）面前野:以往称鼻前野,为辅助野。上:眉弓;下:鼻翼下缘下 0.5～1cm,注意挡眼。适用于病变向前上侵犯至前筛、一侧眶内球后、前颅底窝、额窦。

（5）耳后野:应包括颈动脉鞘区、颈动脉管、岩尖和斜坡,注意避免脑干和上颈段脊髓过量照射。上:中后颅窝标志线上 1～2cm;下:在标志线下 2～6cm。前:耳孔后缘或耳廓根部后缘;后:在前界后 4～5cm。入射方向由后向前与患者矢状面成 30°～45°。适用于一侧茎突后间隙或岩骨、后颅凹颈静脉孔受侵及后组脑神经、颈深上淋巴结转移。

（6）颅底野:包括鼻咽顶壁、后组筛窦、蝶窦、海绵窦和斜坡。

（二）精确放疗模拟定位

1. 模拟定位　在定位中采用头颈肩面膜固定,仰卧位。扫描范围包括头颈胸上部,层距 3mm、要求增强扫描。为辅助勾画靶区,可进行 MRI 和 PET 扫描,并与计划 CT 扫描融合。基于患者解剖和肿瘤的范围选择等中心点,一般在肿瘤中心处,可考虑实际照射摆位情况进行微调。

2. 精确放疗计划设计与优化

（1）同步加量放疗计划设计原则:采用同步加量放疗技术(simultaneous intergrated boost IMRT, SIB-IMRT)的照射方法。把鼻咽原发肿瘤区、肿大淋巴结和颈部预防淋巴结作为不同的靶区,同时给予不同剂量的照射。根据处方剂量及危及器官剂量限制,结合辅助器官限定,在计划系统中设定优化参数,具体数值见表 7-2。

表 7-2　鼻咽癌 SIB 放疗计划优化参数

目标结构	优化条件	优化权重
GTV	$D_{max}<68Gy$	50
	$D_{min}\geqslant66Gy$	150
CTV1	$D_{15}<61Gy$	50
	$D_{98}\geqslant60Gy$	150
CTV2	$D_{10}<60Gy$	50
	$D_{98}\geqslant54Gy$	150
晶状体	$D_{max}<6Gy$	70
脊髓	$D_{max}<38Gy$	60
脑干	$D_{max}<54Gy$	60
腮腺	$V_{60}<20Gy$	40
	$V_{20}<40Gy$	40
B-P(3~5mm)	$D_{max}<45Gy$	40
颈后区域	$D_{max}<35Gy$	40
食管、气管	$D_{max}<50Gy$	40
热点	$D_{max}<67Gy$	50
冷点(PGTV,PTV1,PTV2)	$D_{min}>64/61/54Gy$	50

（2）IMRT 计划设计:以鼻咽癌原发灶的几何中心设为射野等中心,把原发灶、肿大淋巴结和颈部预防淋巴结作为一个 GTV 规划,外扩 5~10mm 作为 PTV。计划处方为:PTV 2Gy/次,5 次/周,50Gy/5 周,要求处方剂量包绕95%以上的靶区体积。可用 9 野间隔 20°角度分布射野角度(图 7-13),根据处方剂量及危及器官剂量限制设定优化参数制定第一个疗程放疗计划,优化参数参考表 7-2。第一个疗程最终的剂量分布和 DVH,如图 7-14、图 7-15 所示。

对鼻咽癌原发灶和肿大淋巴结进行局部加量照射,剂量为 15~20Gy。采用 7 个方向射野的调强方式进行计划设计。以下图为例 2Gy/次,5 次/周,20Gy/2 周,要求处方剂量包绕95%的靶区体积。计划方法同前,根据处方剂量及危及器官剂量限制设定优化参数制定第二个疗程计划。

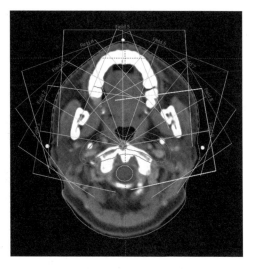

图 7-13　鼻咽癌 IMRT 计划射野分布

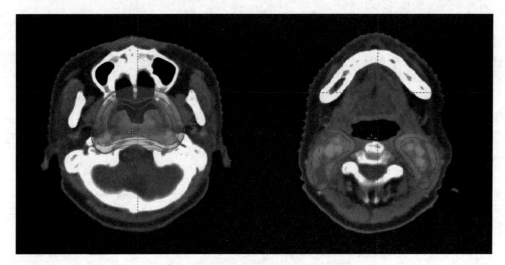

图 7-14　鼻咽癌 IMRT 计划剂量分布

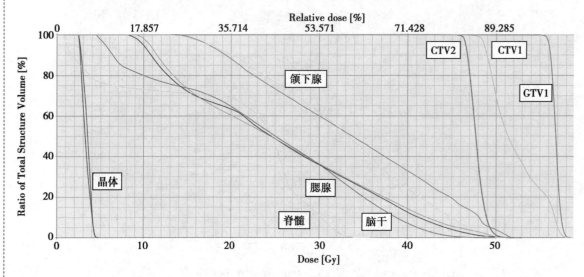

图 7-15　鼻咽癌 IMRT 计划 DVH

（3）容积调强放疗计划：针对首程根治性放疗的鼻咽癌患者的容积调强计划可采用 6MV X 线双弧照射。第一个弧机架自 179.9°逆时针旋转至 180.1°，机头角度为 0°，床角为 0°；第二个弧机架自 180.1°顺时针旋转至 179.9°，第三个弧机架自 179.9°逆时针旋转至 180.1°，机头角度为 0°，床角为 0°。采用共面照射，剂量率设置为 600MU/min，每个弧设置一定的准直器大小。VMAT 优化共分为 4 个阶段，靶区及危及器官的优化参数设置及调整主要在第一和第二阶段完成。图示中的计划处方为 GTV（鼻咽原发肿瘤区）2.2Gy/次，CTV1（肿大淋巴结区）2.0Gy/次，CTV2（颈部预防淋巴结区）1.8Gy/次；5次/周，66/60/54Gy/6 周。优化参数与前面所述调强方式的优化参数相同。

扫一扫,测一测

（何侠　翟振宇）

第五节　喉　癌

一、放射治疗

（一）适应证及治疗原则

早期喉癌（Ⅰ、Ⅱ期）可选择根治性放疗，对于部分晚期病例可行术前放疗。术后放疗适用于手术切缘阳性或安全界不够，局部晚期病变（T_3、T_4），淋巴结阳性（N_2、N_3），或淋巴结突破包膜，软骨受侵，颈部软组织受侵及周围神经受侵者。晚期患者姑息减症放疗，低分化癌或未分化癌可首选放射治疗。

（二）靶区确定与勾画

1. 放疗时机　喉癌术后由于局部血供差导致肿瘤细胞乏氧，肿瘤放射敏感性下降，残余的肿瘤细胞可加速增殖，导致局部控制率下降，所以喉癌术后一般在3~4周开始放疗，最迟不要超过6周。对高危病例，如淋巴结包膜外受侵、切缘阳性、淋巴结转移>4个或直径>6cm等，术后应尽早放疗，限制在4周以内。

2. 靶区和剂量

（1）声门癌：GTV为原发肿瘤及转移淋巴结。CTV1为高危区，原发肿瘤部位及病变范围不同而不同，$T_{3~4}$声门癌包括GTV、全部喉结构、梨状窝、声门旁间隙、会厌前间隙、舌会厌溪、部分舌根、整个甲状软骨及高危淋巴引流区（Ⅱ~Ⅳ区）。CTV2为下颈部锁骨上预防区。$T_{1~2}$声门癌只有一个CTV，包括全喉，照射范围同常规放疗。将相应靶区外放3~5mm形成PTV，PGTV总剂量70Gy，PTV1总剂量60Gy，分次量1.82Gy，PTV2总剂量50.4Gy，分次量1.8Gy。

（2）声门上区癌：声门上区癌靶区勾画原则基本同前。GTV为原发肿瘤及转移淋巴结，CTV1的勾画同$T_{3~4}$声门癌，CTV2为下颈锁骨上区。

（3）声门下区癌：声门下区癌靶区勾画与声门上区类似，只是在声门上区癌勾画基础上包括双侧Ⅵ区淋巴结。

（三）危及器官的确定与勾画

喉癌放疗危及器官有脊髓、脑干、下颌骨、中耳、颌下腺、腮腺、颞颌关节等，具体限量见鼻咽癌章节。

（四）放射治疗技术方案

声门癌的位置表浅，对位于声带前的1/3~1/2，推荐4MV直线加速器，每周5次，对于高能X线，由于剂量建成效应可造成声带前部至颈部前缘形成低剂量区，容易形成局部复发，因此，采用组织等效填充物、多野照射、超分割等技术，可弥补高能X线缺点。对于声门上、下区癌，射线能量对剂量及疗效影响较小。IMRT较3D-CRT及常规放疗有剂量学上的优势，正常组织保护的更好，因此目前IMRT是主流技术。靶区勾画主要参考术前术后MRI，结合CT及PET-CT更有助于病灶的勾画。部分喉癌患者常合并上消化道及呼吸道第二原发肿瘤，因此治疗前需行消化道钡餐及胸部X线/CT检查。

二、放疗计划设计

（一）常规放疗

1. 声门癌

（1）$T_{1~2}$声门癌：射野以声带为中心，包括全部声带、前、后联合区及颈前缘。上界：舌骨水平及下缘；下界：环状软骨下缘水平；前界：颈前缘前1cm；后界：喉咽后壁的前缘或颈椎椎体的前缘，或颈椎椎体前、中1/3交界处。照射面积一般为（5×5）~（6×6）cm²，采用4~6MV高能X线，根治量为66~70Gy，如果病变靠前多采用两侧野水平对穿照射，若病变靠后或侵及全部声带者，可采用两侧水平楔形野或两前斜野楔形照射。

（2）$T_{3~4}$声门癌：射野原则基本同声门上区癌。术前放疗需大野照射，照射范围包括原发灶及颈部淋巴引流区，DT 50Gy时如肿瘤消退满意，可改根治性放疗或保守的手术治疗。如消退不满

喉癌3DCRT
计划设计（视频）

意,考虑手术治疗。晚期病变主张超分割治疗,一天 2 次,每次 1.2Gy,间隔大于 6h,根治量为76.8Gy/64 次。

(3)颈部淋巴结:单侧上颈部淋巴结转移,需预防性照射同侧下颈及锁骨上区,双上颈淋巴结转移,需预防照射双下颈及锁骨上区。

2. 声门上区癌

(1)颈部淋巴结阴性者需行上、中颈淋巴结引流区的预防照射。上界:第一颈椎水平,如口咽、咽旁受侵,上界位于颅底水平;下界:环状软骨下缘,前界为颈前缘前 1~2cm,后界为颈椎横突。

(2)颈部淋巴结阳性者需行下颈、锁骨上淋巴引流区照射。射野上下界同前。后界后移包括肿大淋巴结。下颈锁骨上野的上界与双侧水平野的下界共线,在共线与体中线相交处下方挡铅(2×2)~(3×3)cm^2,避免颈髓处两野剂量重叠过量,或挡楔形挡块,下界沿锁骨下缘走行,外界位于肩关节内侧。

(3)晚期喉癌容易侵犯下咽,为避免漏照颈段食管入口及气管上段,多使用面颈野的侧方挡铅。如患者颈部粗短或喉及下咽均有病变时,也可采用双侧水平大野对穿照射,将原发肿瘤、全颈淋巴引流区共同包括在一个照射区内,同时转动床角 5°~10°以避开同侧肩部。

(4)照射剂量双侧水平照射野照射 40Gy 时后界前移缩野避开脊髓,颈后区予电子线补量照射。DT 50~60Gy 时继续缩野针对原发病变加量至 DT 66~70Gy。下颈锁骨上预防照射 50Gy,术前放疗40~50Gy,如残留给予根治量。

3. 声门下区癌 照射范围包括原发病灶、下颈、锁骨上、气管及上纵隔淋巴引流区。

(1)小斗篷野照射:将原发灶、下颈、锁骨上、气管及上纵隔全部包括在一个靶区内。采用前后两野对穿等中心照射。等中心点一般选在颈椎椎体前缘水平。前野颈髓不挡铅而后野颈髓挡铅,前后野剂量比为 4:1,推荐 10MV 高能 X 线,DT 40Gy 时改为双侧水平野避开脊髓,包括喉、气管上部,加量至 66~70Gy。

(2)先设单前野或前后两野对穿,上界根据本病变范围而定,下界接近隆嵴水平包括气管、上纵隔。照射至 DT≤40Gy 时,脊髓处挡 3cm 铅,继续照射至 50Gy,挡铅处电子线补量 10Gy。因下颈、锁骨上及上纵隔已达预防量,停止照射,然后改为双侧水平野避开脊髓,针对喉和气管上段加量至 70Gy。

(二)精确放疗

1. 模拟定位 喉癌适形调强放疗时,定位要求患者仰卧位、头垫合适角度的头枕,一般为 C 型枕,采用头颈肩网罩固定。扫描范围包括头颈部及胸上部,层厚 3mm,层距 3mm,增强扫描。为辅助勾画靶区,可进行 MRI 和 PET 扫描,并与计划 CT 扫描图像融合。基于患者解剖和肿瘤的范围选择等中心点,一般在肿瘤中心处,可考虑实际照射摆位情况进行微调。

2. 三维适形及调强计划设计与优化 勾画脊髓、颈后区域、下颌骨等危及器官,器官剂量限值见表 7-3。

表 7-3 喉癌危及器官剂量限值

危及器官	剂量限值	危及器官	剂量限值
脊髓	1ml 体积≤45Gy	下颌骨	最大剂量≤60Gy
颈后区域	50% 体积≤30Gy		

(1)单纯喉部肿瘤区域照射:一般采用 6MV X 线,3~5 个固定适形或调强野,喉癌以前野和避开脊髓的侧或水平野为主。如图 7-16 所示,根据选取病例靶区设计射野方向,分别为 90°、50°、0°、310°、270°。计划处方为:PTV 2Gy/次,5 次/周,60Gy/6 周,要求 95%以上的靶区体积达到处方剂量线包绕,线束从任何角度都与肿瘤外形相适形。

由于喉部肿瘤距离脊髓很近,利用侧野照射可以更好地保护脊髓,但侧野之间的交角又会造成靶区内高于处方剂量的高剂量区域,鉴于这种情况可以选择合适射野加上楔形板并给予合适的权重,若高剂量区域还是较多,可以再选择一个合适的侧野添加子野,在 BEV 方向上打开高于处方剂量 8%的区域,在不挡住剂量归一点的情况下用 MLC 挡住高剂量区域,并给予合适权重(图 7-17)。

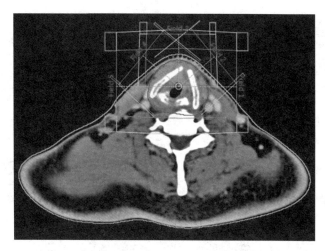

图 7-16　单纯喉部肿瘤区域射野示意图

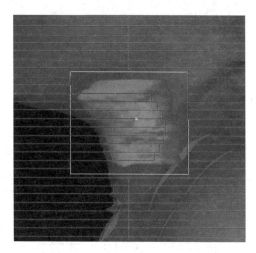

图 7-17　侧野 MLC 挡高剂量区示意图

（2）喉癌肿瘤区域加预防区照射:分两个疗程完成。第一疗程计划一般采用调强放疗技术,6MV X 线,5 或 7 个前向的射野(图 7-18),射野角度在 80°~280°的范围内均分,权重均分。如果射野穿过肩关节,可适当调整角度避开。在计划系统中设定优化参数之前,预先设置辅助环状结构(ring)0. 8(距离靶区 PTV 0. 8cm 处,宽 2. 5cm 的环形结构),在颈后部勾画引流保护区域定义为 back of neck(图 7-19),以及 spinal cord_p(脊髓外扩 5mm 的区域)。图 7-19 中的计划处方为 PTV 1. 8Gy/次,5 次/周,50. 4Gy/5. 3 周,要求处方剂量包绕 95%以上的靶区体积。根据处方剂量及危及器官剂量限制设定优化参数(图 7-20)。

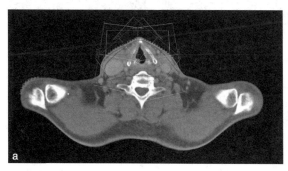
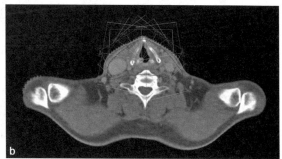

图 7-18　喉癌调强计划射野分布
a. 前 5 野;b. 前 7 野。

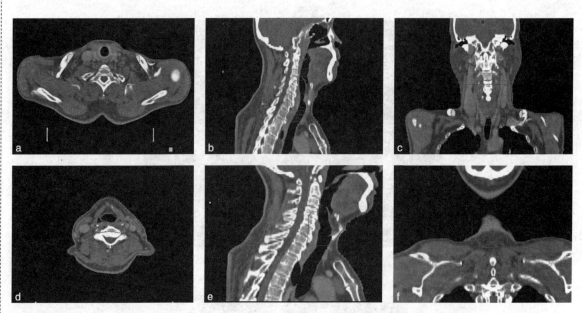

图 7-19 喉癌调强计划中 ring 0.8(粉色)、back of neck(橘色)示意图

a、d.横断面;b、e.矢状面;c、f.冠状面。

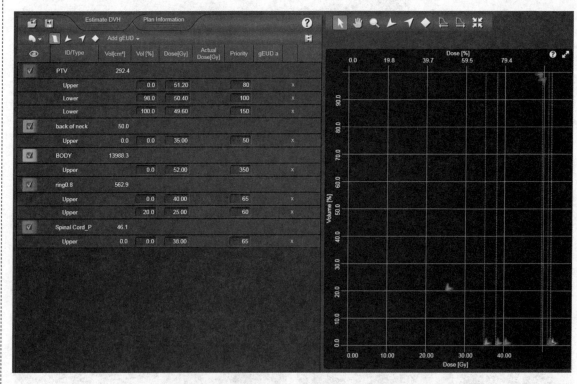

图 7-20 喉癌调强计划初次优化参数示意图

在计划设计中,根据初步优化结果,可以手动调整一些优化参数,提高计划的质量。初步计算得到剂量分布后,可以生成需要降低或提高剂量的区域进行再次优化计算。比如运用系统工具生成剂量高于处方剂量5%的区域 D105[%],给予一定的剂量限制,参与优化,调整计划(图7-21)。

第二疗程计划:预防区域照射剂量达到以后,去掉预防区,单独对喉癌肿瘤区域加量,方法如单纯喉部肿瘤区域照射方法所示。

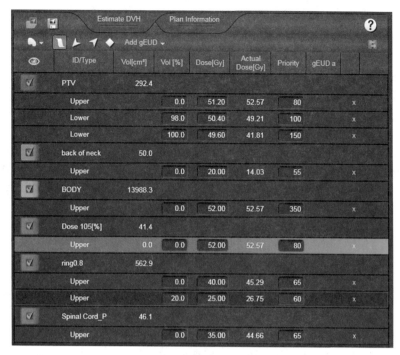

图 7-21 喉癌调强计划再次优化参数示意图

扫一扫,测一测

（何侠　翟振宇　尹丽）

第六节　鼻腔及鼻窦肿瘤

一、放射治疗

（一）适应证及治疗原则

1. 术前放疗　除分化差的肿瘤外,有手术指征的鼻腔、鼻窦癌都可行术前放疗。

2. 根治性放疗　组织学分化差的肿瘤适用于根治性放疗,但肿瘤剂量达 50Gy 时仍不退缩或退缩不满意时,可按照术前放疗进行。

3. 术后放疗　术后切缘不净或安全界不够;局部晚期（T_3、T_4）及有淋巴结转移;特殊病理类型如腺样囊性癌或多次术后复发的内翻性乳头状瘤;分化差的肿瘤。

4. 姑息性放疗　肿瘤压迫导致梗阻、出血、疼痛等情况下,可行姑息减症治疗,肿瘤巨大影响呼吸时,可先行气管切开再行放疗。

（二）靶区确定与勾画

1. 放疗时机　原则上,术后患者如无特殊情况应尽早行放疗,尽量不要超过 4 周,鼻窦肿瘤例如上颌窦癌,根治性放疗或者术前放疗时,应先行鼻窦开放术,再行放疗。

2. 靶区　GTV 为原发肿瘤,包括原发灶及转移淋巴结。CTV 应该在大体肿瘤外放 1~1.5cm,包括 GTV 及其周围的亚临床病灶、淋巴引流区。PTV 在 CTV 基础上外放,具体根据单位摆位误差来定。

3. 放疗剂量

（1）根治性放疗:GTV 总剂量 60.96~75.9Gy,单次分割量 2.12~2.3Gy,PTV1 总剂量 50~60Gy,单次分割量 1.82~2.0Gy。

（2）术前放疗：总剂量 40~50Gy，休息 2 周左右进行手术。

（3）术后放疗：总剂量 50~70Gy，根据病灶残留情况和手术切缘安全界情况来决定，颈部预防性照射剂量 50~60Gy。

（三）危及器官的确定与勾画

鼻腔与鼻窦肿瘤放疗危及器官参照鼻咽癌。常见的危及器官有脑干、脊髓、视神经、视交叉、晶状体、颞叶、颞颌关节、腮腺等。

推荐 6MV X 线外照射每周 5 次，电子线用于筛窦、眼眶和颈部淋巴结补量照射，根据肿瘤位置、深度选择不同能量的电子线。质子、重离子放疗可显著提高局部控制率，目前相关的研究仍在进一步进行中。和其他头颈部肿瘤一样，IMRT 仍是目前主流的放疗技术，多数研究及报道显示 IMRT 虽然没有明显提高局部控制率和总生存率，但是对于正常器官和组织的保护，要明显优于常规放疗和三维适形放疗。鼻腔、鼻窦癌的靶区勾画仍然参照 MRI，可以辅助 CT 或 PET-CT 融合技术。

二、放疗计划设计

（一）常规放疗

鼻腔、鼻窦肿瘤以上颌窦癌常见，下面以上颌窦癌常规放疗为例。

1. 体位　患者仰卧位，眼眶受累，下颌内收，以减少脑干剂量，眼眶未受累时，下颌需上仰，张口含口塞于舌面上。

2. 照射野设计

（1）三野技术：适用于上颌窦上部或侵犯鼻腔顶壁和筛窦的肿瘤。采用一前野+两侧野（外加楔形滤片），前组筛窦可用电子线补量。前野边界：上界：鸡冠上缘包括筛窦，若无眼眶侵犯可至于眼角膜下缘包括眶底；下界：鼻窦底壁下 1cm；内侧界：过中线至少 1~2cm，若肿瘤侵犯已超过中线需包括对侧筛窦；外侧界：鼻窦外 1cm，若肿瘤侵犯颊部的软组织或颞下窝，外侧界开放。侧野边界：上下界同前野；前界：包括前壁；后界：根据鼻咽受累，后缘平鼻咽中心或鼻咽后壁。

（2）二野技术：适用于上颌窦下部肿瘤且无眼眶或筛窦侵犯。采用前野+侧野（加 45°楔形滤片）照射。对于上颌窦下部肿瘤侵犯硬腭并超过中线的患者可采取 90°+270°二野对穿照射。前野边界：上：略高于眼眶水平但低于眼角膜；下：鼻窦底壁下 1cm；内：过中线至少 1~2cm；外：鼻窦外 1cm。侧野边界：上下界同前野；前：包括前壁；后界：翼板后缘。

（二）精确放疗

1. 模拟定位　采用仰卧位，头垫合适角度的头枕，口含压舌物，体膜固定。扫描范围从颅顶延伸至锁骨下方，层厚 3mm，层距 3mm，要求增强扫描。为辅助勾画靶区，可进行 MRI 和 PET 扫描，并将图像与计划 CT 图像进行融合。基于患者解剖和肿瘤的范围选择等中心点，一般在肿瘤中心处，可考虑实际照射摆位情况进行微调。

2. 三维适形计划　当肿瘤累及筛窦时，由于筛窦两侧眼球的放射剂量耐受性限制，二维计划系统难以得到一个好的三维剂量分布，三维适形放疗计划可使鼻腔筛窦癌的剂量分布得到显著改善。

勾画脑干、脊髓、视神经、视交叉、角膜、晶状体、腮腺、下颌骨、颞颌关节等为危及器官，危及器官剂量限值见表 7-4。图 7-22 显示一例鼻腔筛窦患者适形计划的剂量分布。

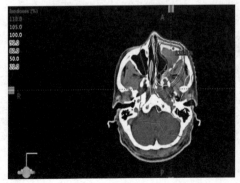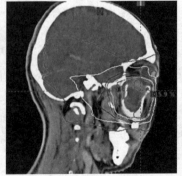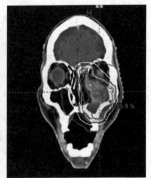

图 7-22　鼻腔筛窦癌适形计划剂量分布

表 7-4　鼻腔与鼻窦癌危及器官剂量限值

危及器官	剂量限制
视神经、视交叉	Dmax≤54Gy 或 1ml 体积≤60Gy
角膜、晶状体	≤9Gy 如眼眶受侵，可适当放宽至≤30Gy
脑干	Dmax≤54Gy 或 1ml 体积≤60Gy
脊髓	Dmax≤45Gy
下颌、颞颌关节	Dmax≤60Gy
腮腺	至少一侧腺体平均剂量≤25Gy，或双侧中 20ml≤20Gy

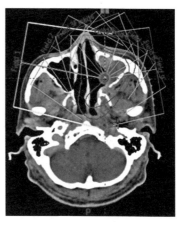

3. IMRT 调强计划　图 7-23 所示为一例鼻腔筛窦肿瘤患者的 IMRT 计划，采用前九野照射。通过严格物理参数的设计（图 7-24），通过逆向调强进行剂量优化危及器官及正常组织的受照剂量。射野角度分别为 0°、20°、40°、60°、80°、340°、320°、300°，剂量归一为处方剂量包住 95% 的靶区。图 7-25 为该例患者 IMRT 计划的剂量分布图。

4. VMAT 计划　可采用单弧或双弧，靶区较为复杂者推荐采用双弧，起始从 240° 到 120° 的双弧设计（图 7-26），以减少脑干的照射量。例如图 7-53 所示靶区，通过合理物理参数的设计（图 7-27），进行逆向调强设计，剂量归一为处方剂量包住 95% 的靶区。图 7-28 为该例患者 VMAT 计划的剂量分布图。

图 7-23　前 9 野照射设野方向

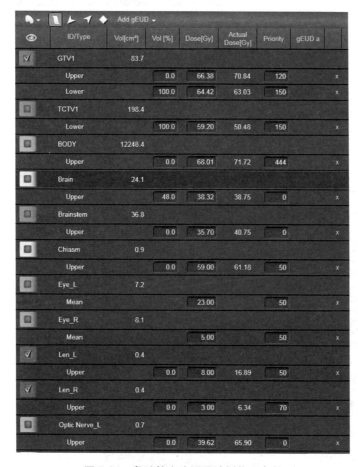

图 7-24　鼻腔筛窦癌调强计划物理参数

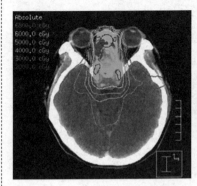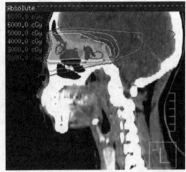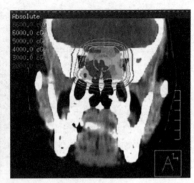

图 7-25 鼻腔筛窦癌调强计划剂量分布

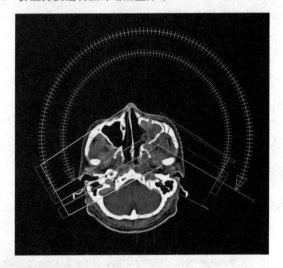

图 7-26 VMAT 照射设野方式

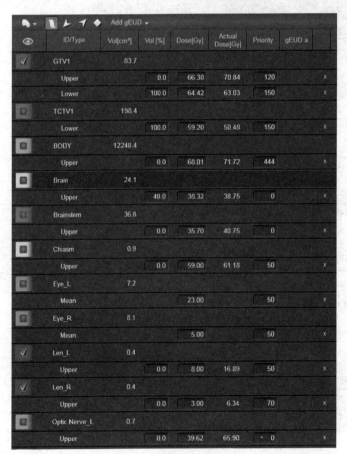

图 7-27 鼻腔筛窦癌 VMAT 计划物理参数

	ID/Type	Vol[cm³]	Vol [%]	Dose[Gy]	Actual Dose[Gy]	Priority	gEUD a	
√	GTV1	83.7						
	Upper		0.0	66.38	70.84	120		x
	Lower		100.0	64.42	63.03	150		x
■	TCTV1	198.4						
	Lower		100.0	59.20	50.48	150		x
■	BODY	12248.4						
	Upper		0.0	68.01	71.72	444		x
■	Brain	24.1						
	Upper		48.0	38.32	38.75	0		x
■	Brainstem	36.8						
	Upper		0.0	35.70	40.75	0		x
■	Chiasm	0.9						
	Upper		0.0	59.00	61.18	50		x
■	Eye_L	7.2						
	Mean			23.00		50		x
■	Eye_R	8.1						
	Mean			5.00		50		x
√	Len_L	0.4						
	Upper		0.0	8.00	16.89	50		x
√	Len_R	0.4						
	Upper		0.0	3.00	6.34	70		x
■	Optic Nerve_L	0.7						
	Upper		0.0	39.62	65.90	· 0		x

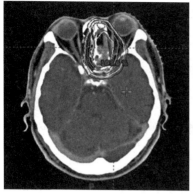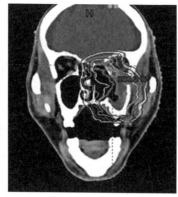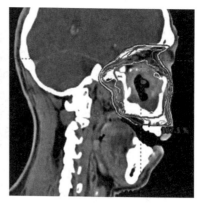

图 7-28　鼻腔筛窦癌 VMAT 计划剂量分布

扫一扫,测一测

（何侠　翟振宇　尹丽）

第七节　口腔及口咽癌

一、放射治疗

（一）适应证及治疗原则

1. 口腔癌（舌、齿龈、口底、颊黏膜）　早期病例（T_1、T_2），放疗可取得和手术相当的疗效。$T_{3~4}N_0$ 或淋巴结阳性的病例术前放疗,不能手术者可采用根治性放疗。术后放疗指征包括以下情况:局部晚期病变（$T_{3~4}$）,淋巴结 N_2 以上或包膜外受侵,切缘阳性或手术安全距离不够（<5mm）,肿瘤侵及脉管、神经,分化差或未分化癌,估计再次复发而手术难以保留功能和根治者。

2. 口咽癌（扁桃体、舌根、软腭、咽壁）　$T_{1~2}N_{0~1}$ 早期患者手术和根治性放疗疗效相似,选择根治性放疗能有效保留解剖结构完整性和正常生理功能。T_2N_1 及以上患者采用综合治疗,如放疗与化疗联合使用,可选择诱导和/或同步,肿瘤残存者可行手术治疗,或行术前放疗。手术后放疗指征同口腔癌。

（二）靶区确定与勾画

1. 放疗时机　术后放疗一般在伤口愈合后即开始,尽量在术后 4~6 周以内。部分患者切口长时间不愈合,排除糖尿病、切口感染、严重营养不良等因素外,要考虑肿瘤相关性因素,如手术操作不当引起的切口肿瘤种植或肿瘤残存快速增殖,一旦明确后,应尽快行放射治疗或同步放化疗。

2. 靶区和剂量

（1）口腔癌

1）根治性放疗:GTV 为原发肿瘤及阳性淋巴结（GTV_p 及 GTV_{nd}）,总剂量 69.96Gy/（2.12Gy×33 次）。CTV1 包括 GTV 及高危淋巴引流区,总剂量 60.06Gy（1.82Gy×33 次）。CTV2 为需要预防照射的低危淋巴引流区,总剂量 50.96Gy（1.82Gy×33 次）。

2）术后放疗:GTV_{tb} 指瘤床,总剂量 66Gy/（2.0Gy×33 次）,如切缘阳性或肿瘤残留,剂量可达 69.96Gy/（2.12Gy×33 次）。CTV1 包括 GTV 及高危淋巴引流区,总剂量 60.06Gy（1.82Gy×33 次）。CTV2 为需要预防照射的低危淋巴引流区,总剂量 50.96Gy（1.82Gy×33 次）。

（2）口咽癌

1）根治性放疗:GTV 为原发肿瘤及阳性淋巴结（GTV_p 及 GTV_{nd}）,总剂量 70Gy/（2~2.12Gy×33~35 次）。CTV1 包括原发灶周围可能侵犯的范围（原发灶外放 1.5~2cm）,阳性淋巴结区域应外放一站,总剂量60Gy/(1.82~2Gy×30~33次)。CTV2为低危区,指可疑转移区域或潜在转移风险区域,总剂量50Gy,1.8~2Gy/次,25~28次。

2)术后放疗:GTV$_p$:残存肿瘤,原则同根治性放疗。CTV1为高危区,肿瘤瘤床外放1.5~2cm和病理阳性淋巴结区域,总剂量60~66Gy,2Gy/次,30~33次。CTV2为低危区,指潜在转移风险区域,总剂量50Gy,1.8~2Gy/次,25~28次。

（三）危及器官的确定与勾画

口腔及口咽癌放疗危及器官有脊髓、脑干、视神经、视交叉、腮腺、下颌骨、喉、甲状腺、颌下腺、舌下腺、食管等,原则上同鼻咽癌。

（四）放射治疗技术方案

口腔癌及口咽癌以术后放疗为主,且放疗技术以IMRT为主,推荐6MV X线外照射每周5次,电子线用于颈部淋巴结补量照射。根据国内外相关报道显示,IMRT和常规放疗相比,局部控制率及总生存并没有明显增加,但放疗急性反应及后遗症较常规放疗有明显减低。和其他头颈部肿瘤一样,靶区勾画参考以MRI为主,多模态影像学有助于鉴别阳性病灶。

二、放疗计划设计

（一）常规放疗

1. 舌癌　根治性放疗原发灶DT 70Gy/7周,术前放疗原发灶及颈部照射野DT 50Gy/5周,术后放疗在手术伤口愈合后尽早开始,一般在3~4周,DT 60Gy/6周,残留灶DT 66~70Gy/6.5~7周,单次分割量2Gy/次。

（1）原发灶野:包括原发病灶及上颈部淋巴结。上界:含口塞,将舌压至口底状况下,于舌面上1.5~2cm;下界:舌骨水平;前界:避开下唇;后界:至椎体后缘,包括颈静脉链。

（2）颈部野:包括余颈及锁骨上区。

（3）术后患者包括术区及全颈。

2. 齿龈癌　根治性放疗DT 66~70Gy/6.5~7周,放疗过程中要缩野,一般DT36~40Gy时缩野避开脊髓,DT 50~60Gy后进一步缩野至根治量。

（1）体位:仰卧位,张口含口含器,面罩固定。

（2）照射野:一般采用同侧前野+侧野45°正交楔形照射野或两侧斜野+同侧电子线补量。照射野包括同侧全下颌骨,上齿龈癌常侵及上颌骨及上颌窦,照射野应将上颌窦包括在内。前界一般至下颌骨前缘,尽可能将上下唇置于照射野外,后界至椎体后缘,颈部淋巴结阴性者下界至少包括二腹肌淋巴结(舌骨下缘)。

3. 颊黏膜癌　一般使用高能X线至40Gy时缩野,避开脊髓,同时为减少下颌骨受量,放疗至DT 50~56Gy时行组织间插植,10~15Gy/次,两次;对已有骨受侵者,以外照射为主,DT 66~70Gy/6.5~7周。

（1）体位:仰卧位,面罩固定。

（2）照射野:采用同侧前野+侧野,夹角90°加45°楔形板照射。上界:颧弓水平;后界:臼后三角区病变至椎体后缘,其余病变至1/2椎体。一般不做颈部预防照射,除非是分化差的癌、有深部肌肉浸润、骨受侵及T$_3$、T$_4$病变。照射野包括同侧颌下、颈上和颈中深、二腹肌及刻下淋巴结,下界至环状软骨,可予以同侧上、中颈切线野或同侧水平照射野。

4. 口底癌　根治性剂量DT 70Gy/7周,单次分割量2Gy/次,术前放疗DT 50Gy,部分早期病例,在DT 50Gy后,进行组织间近距离照射20Gy。

（1）体位:仰卧位,放置口含器。

（2）照射野:双侧平行相对野。上界:舌背上1~1.5cm;下界:甲状软骨切迹;后界:椎体后缘;根据病变范围尽可能保护腮腺,避开上下唇。

5. 扁桃体癌　照射剂量DT 66~74Gy/6~7周,根据肿瘤大小、病理类型适当调整。

（1）体位:仰卧位,面罩固定。

（2）照射野:一般采用两侧对穿面颈联合野,包括原发灶、周围邻近组织及上颈淋巴结。上界:颧弓水平;下界:甲状软骨切迹水平;前界:至少超出病变前缘2cm;后界:包括颈后淋巴引流区。大野照射 DT 36~40Gy 后,避开脊髓,缩野照射至根治量。

6. 舌根癌 一般采用两侧相对平行野,照射野包括原发灶、邻近组织及上颈淋巴引流区。上界:超过舌和舌根表面 1.5~2cm;下界:舌骨下缘水平;前界:包括咽峡及部分舌体;后界:包括颈后三角淋巴引流区。

(1) 体位:仰卧位,面罩固定。

(2) 大野照射 36~40Gy 后,缩野避开脊髓,至 60Gy 时再次缩野,直至根治量 66~70Gy。颈后野用 8~12MeV 电子线补量,下颈锁骨上淋巴引流区另加一个单前垂直野照射,预防量 50Gy。

7. 咽壁癌 照射野一般采用两侧平行相对照射野,照射野从颅底至食管入口,包括鼻咽及下咽,后界需足够外放。大野照射 40Gy,缩野避开脊髓,至根治量 66~74Gy/6~7 周,术后放疗剂量 DT 60~66Gy。

8. 软腭癌 软腭癌一般设两侧野对穿照射,包括软腭、扁桃体区和上颈淋巴引流区,对腺上皮来源的分化程度高的腺癌,射野应以软腭、腭垂为中心,包括部分周围结构。高分化鳞癌上颈无淋巴结转移,中下颈及锁骨上不作预防性照射,病理如为分化较低的鳞癌或未分化癌,作全颈预防照射。总剂量 66~74Gy/6~7 周。大野照射 40Gy,缩野避开脊髓,至 50Gy 时缩野至软腭区,也可加口腔筒照射补量或组织间插植。

(二)精确放射治疗计划

1. 模拟定位 同鼻咽癌的固定方式,在定位中采用头颈肩面膜固定,仰卧位,含口塞。扫描范围包括头颈胸上部,层距 3mm,要求增强扫描。为辅助勾画靶区,可进行 MRI 和 PET 扫描,并与计划 CT 扫描融合。基于患者解剖和肿瘤的范围选择等中心点,一般在肿瘤中心处,可考虑实际照射摆位情况进行微调。

2. 放疗计划 IMRT 已经成为口腔及口咽癌放射治疗的首选治疗方式,在确定好口腔癌(口咽癌)靶区后,勾画脑干、脊髓、晶状体、腮腺、视神经等危及器官。口腔癌(口咽癌)的 IMRT 放疗多采用同步加量的放射治疗技术,对于危及器官的保护可参考鼻咽癌的剂量限制要求;把口腔(口咽)原发肿瘤区、肿大淋巴结和颈部预防淋巴结作为不同的靶区,同时给予不同剂量的照射。下面将分别展示采用 IMRT 和 VMAT 两种计划方式。

(1)固定野调强(IMRT)计划:采用同步加量照射,IMRT 采用 7~9 野调强照射,射野角度采用均匀布野或者只在上面布野的方式,也可以根据淋巴结的走向有所改变。图 7-29 是一位口咽癌患者的靶区,图中红色为原发肿瘤区 GTV1,绿色为阳性淋巴结 GTV2,蓝色为高危淋巴引流区 CTV1,黄色为低危淋巴引流区 CTV2。危及器官的勾画参考鼻咽癌计划。根据医生的处方要求 GTV1 为 2.12Gy×33 = 69.96Gy,GTV2 为 2.12Gy×33 = 69.96Gy,CTV1 为 1.8Gy×33 = 60Gy,CTV2 为 1.8Gy×28 = 50.4Gy。前面 28 次我们作为第 1 进程设计;后面 5 次丢掉靶区 CTV2 后进行第 2 进程计划设计;由于需要设计两个进程的同步加量 IMRT 计划,在进行第 1 进程的计划设计时,要为第 2 进程的危及器官受量留出

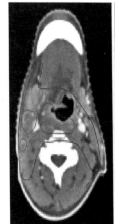
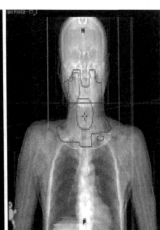
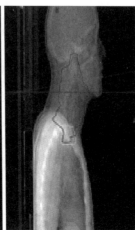
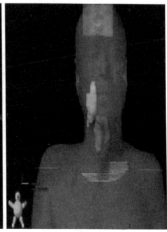

图 7-29 口咽癌靶区示意图

空间。

第1进程的布野根据此患者的靶区形状及走向,采用9野均匀布野的方法,即在0°野两侧每间隔40°布一个射野的方法(图7-30)。

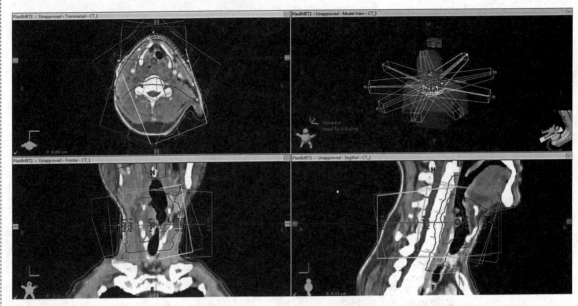

图7-30 口咽癌调强布野示意图

第1进程根据处方剂量及危及器官剂量限制,结合辅助器官限定,在计划系统中设定优化参数,具体数值见图7-31,其中食管和气管因为紧贴靶区,所以需保证食管气管的剂量不高于处方剂量。

根据初步优化的剂量分布的结果,把肿瘤区域以外的正常组织上产生剂量热点作为感兴趣器官勾画出来定义为hot,把肿瘤区域内产生的低于处方剂量的区域勾画出来定义为cool。这些区域可以给予一定的剂量限制,继续参与优化,调整计划,请参考鼻咽癌计划的做法。增加辅助器官和感兴趣器官优化条件,反复优化后,对不同的优化结果进行比较,直到达到满意的剂量分布,最终得到的剂量线分布和DVH。第1进程的优化结果见图7-32,DVH见图7-33。

在设计完第1进程的计划后,需要设计第2进程的计划,也就是丢掉CTV2后的剩余5次计划,即GTV1为2.12Gy×5=10.6Gy,GTV2为2.12Gy×5=10.6Gy,CTV1为1.8Gy×5=9Gy的计划。由于此例患者只是丢掉了CTV2,靶区变化不大,布野仍然采取9野均分的方式进行,变化较大的为靶区及危及器官的剂量限定参数(危及器官限量可参考第1进程等比缩小,再根据情况微调)(图7-34)。

食管和气管因为紧贴靶区,所以需保证食管气管的剂量不高于处方剂量。

同样根据初步优化的剂量分布的结果,把肿瘤区域以外的正常组织上产生剂量热点作为感兴趣器官勾画出来定义为hot,把肿瘤区域内产生的低于处方剂量的区域勾画出来定义为cool。增加辅助器官和感兴趣器官优化条件,反复优化后,对不同的优化结果进行比较,直到达到满意的剂量分布,最终得到的剂量线分布和DVH。第2进程的优化结果见图7-35,DVH见图7-36。

最后在TPS中进行叠加,分析两个进程加起来后的剂量分布,在DVH上分析靶区及危及器官的限量是否达到临床要求。

(2) 容积(VMAT)放疗计划:可采用6MV X线双弧共面照射。第一个弧机架自179.9°逆时针旋转至180.1°,机头角度为0°,床角为0°;第二个弧机架自179.9°逆时针旋转至180.1°,机头角度为0°,床角为0°(图7-37)。剂量率设置为600MU/min,每个弧设置一定的准直器大小。VMAT优化共分为4个阶段,靶区及危及器官的优化参数设置及调整主要在第一和第二阶段完成,每个优化过程尽量长,等到罚分曲线变平后,再进入下一个阶段优化。优化参数与前面所述调强方式的优化参数相同。

同样采用VMAT的方式进行第2进程的计划的设计,布野方式同第1进程,最后需要在TPS中将两个进程的计划进行叠加,分析两个进程加起来后的剂量分布,在DVH上分析靶区及危及器官的限量是否达到临床要求。

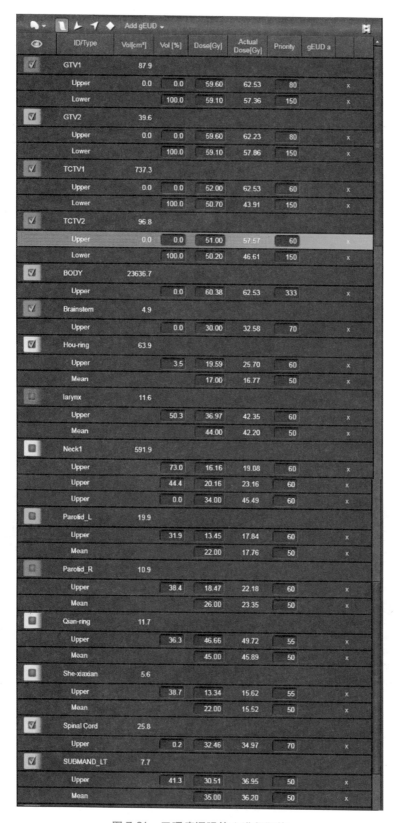

图 7-31 口咽癌调强第 1 进程限值

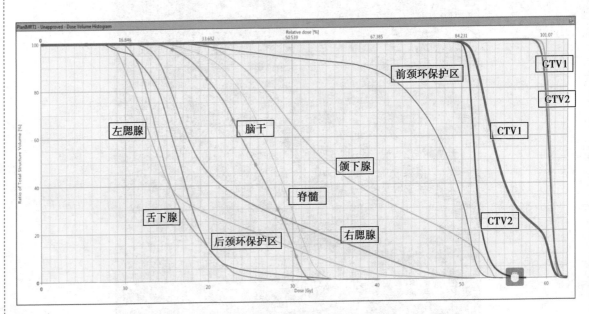

图 7-32　口咽癌 IMRT 第 1 进程剂量分布图

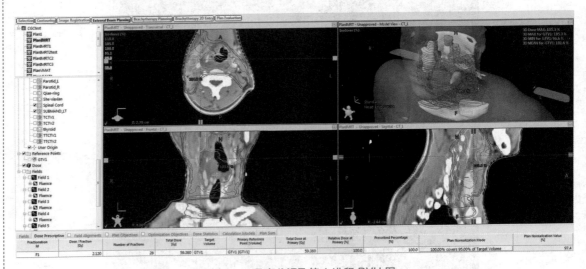

图 7-33　口咽癌 IMRT 第 1 进程 DVH 图

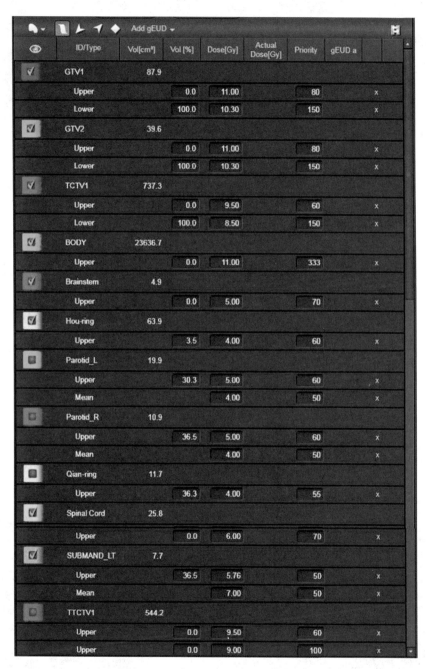

图 7-34 口咽癌调强第 2 进程剂量限值

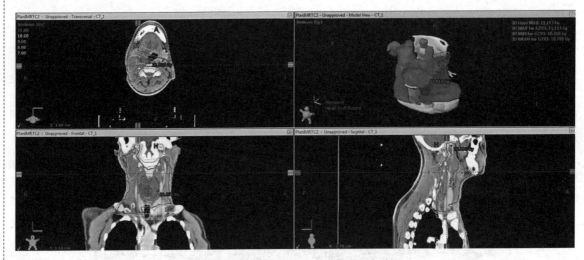

图 7-35　口咽癌 IMRT 第 2 进程剂量分布图

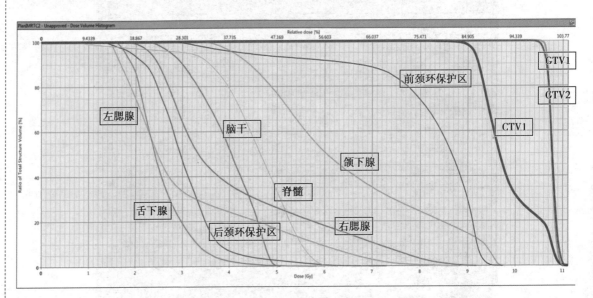

图 7-36　口咽癌 IMRT 第 2 进程 DVH 图

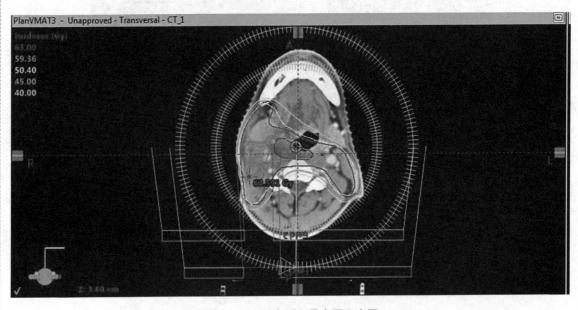

图 7-37　口咽癌 VMAT 布野示意图

扫一扫,测一测

（何侠　翟振宇　尹丽）

第八节　食　管　癌

一、放射治疗

（一）适应证及治疗原则

1. 根治性放疗　能手术切除的食管癌（Ⅰ～Ⅲ期），因患者拒绝手术，或高龄、有手术禁忌证（心肺疾病、不可控制的糖尿病等）。

2. 潜在根治性放疗　不可手术的局部晚期患者，局部病灶侵犯广泛（T_{4a}），伴或伴纵隔淋巴结转移，无区域外淋巴结转移。通过术前同步放化疗或术前放疗，使肿瘤临床降期可手术切除。

3. 姑息性放疗　无法手术切除，肿瘤分期晚，有非区域淋巴结转移伴或不伴有脏器转移，局部病灶侵犯广泛（T_{4b}）。通过放疗缓解进食困难、减轻痛苦、延长生命。

4. 术后放疗　根治性手术后（R0 切除），Ⅱa 期患者推荐行放疗，而Ⅱb～Ⅲ期患者，推荐放疗或同步放化疗。

（二）靶区确定与勾画

1. 单纯放疗　GTV（原发肿瘤）为食管造影片、内镜可见的肿瘤长度、CT 片或 PET-CT 所显示的食管原发肿瘤（前后左右）。GTV_{nd}（转移淋巴结）为查体和影像学（CT/PET-CT/EUS）显示的转移淋巴结或异常肿大的淋巴结。CTV（临床靶区）指亚临床病灶的区域包括原发灶（T）和高概率转移的区域淋巴结（N）。PTV（计划靶区）为在 CTV 基础上外扩 0.5cm，颈段食管癌外扩 0.3cm。其中 CTV 有三种不同的勾画方式和原则。

（1）不做淋巴结引流区预防照射的靶区勾画：以 GTV 前后左右方向外放 0.6～0.8cm，外扩后如解剖屏障在内需做调整，GTV 上下方向外扩 3～5cm，此类靶区勾画适合于早期拒绝手术、高龄、有手术禁忌证（心肺疾病、不可控制的糖尿病等），且无远离原发灶的淋巴结转移的靶区勾画。

（2）做淋巴结引流区预防照射的靶区勾画：以 GTV 前后左右方向外放 0.6～0.8cm，外扩后如解剖屏障在内需做调整，GTV 上下方向外扩 3～5cm，包括高危淋巴结引流区，如有远离原发灶的区域淋巴结转移或不能排除转移的淋巴结也包括在 CTV 内。

颈段：部分颈部淋巴结引流区、锁骨上淋巴结引流区、1、2、3P、4 区的淋巴结引流区，治疗前需排除合并下咽癌或下咽受侵可能。

胸上段：锁骨上淋巴结引流区、食管旁、1、2、4、7 区的淋巴结引流区。

胸中段：食管气管沟、食管旁、1、2、4、7、8 区的淋巴结引流区。

胸下段：食管旁、4、7、8 区的淋巴结引流区和胃左、贲门周围的淋巴结引流区。

（3）原发灶及转移淋巴结的区域照射：包括 GTV 和 GTVnd，在此基础上前后左右方向均外扩 0.6～0.8cm，外扩后如解剖屏障在内需做调整，GTV 上下方向外扩 3～5cm 和/或 GTVnd 上下外扩 1～1.5cm。

2. 术后放疗　根治性手术后（R0 切除）Ⅱa 期患者 CTV 上界为环甲膜水平（上段食管癌）或 T_1 椎体的上缘（中段和下段）。下界为隆嵴下 3cm 或瘤床下 2～3cm，包括锁骨上、下颈、锁骨头水平食管气管沟淋巴结引流区、2 区、1 区、3p 区、4 区、7 区淋巴结引流区。上段食管癌或上切缘≤3cm 者应包括吻合口。PTV 一般在 CTV 基础上外扩 0.5cm。而对于Ⅱb～Ⅲ期患者，包括以下几种情况：

（1）胸上段食管癌：不包括腹腔干周围淋巴结引流区照射。

CTV 上界：环甲膜水平包括下颈、锁骨上、锁骨头水平食管气管沟淋巴结引流区、2 区、1 区、3p 区、

91

4 区、7 区淋巴结引流区。

CTV 下界:隆嵴下 3cm 或瘤床下 2~3cm。

PTV:在 CTV 基础上外扩 0.5cm。

（2）中段食管癌（转移淋巴结 1~2 枚），1~2 枚转移淋巴结在纵隔内或膈下或两个区域。

CTV 上界:T_1 椎体的上缘包括锁骨上、锁骨头水平食管气管沟淋巴结引流区、2 区、1 区、3p 区、4 区、7 区、8 区淋巴结引流区。

CTV 下界:瘤床下 2~3cm。

PTV:在 CTV 基础上外扩 0.5cm。

（3）中段食管癌（转移淋巴结 ≥3 枚），当转移淋巴结 ≥3 枚，且转移淋巴结均在纵隔范围内的，不包括腹腔干周围的淋巴结引流区。转移淋巴结 ≥3 枚，且转移淋巴结在纵隔及膈下两个区域或在膈下的，下段食管癌淋巴结转移，无论淋巴结转移数多少，应包括腹腔干周围淋巴结引流区，具体照射范围如下:

CTV 上界:T_1 椎体的上缘包括锁骨上、锁骨头水平食管气管沟淋巴结引流区、2 区、1 区、3p 区、4 区、7 区、8 区和胃周围淋巴结引流区。

CTV 下界:腹腔干水平。

PTV:在 CTV 基础上外扩 0.5cm。

（三）危及器官的确定与勾画

包括肺、脊髓、心脏，手术患者包括术后胸腔胃。

（四）放疗技术方案

推荐采用适形或调强放疗，每日 1 次，每周 5 次。单纯放疗，95% PTV 60~66Gy/30~33 次，分割剂量 2Gy/次。同步放化疗，95% PTV 50.4~59.4Gy/28~33 次，分割剂量 1.8Gy/次。术前放疗，95% PTV 41.4Gy/23 次，分割剂量 1.8Gy/次。术后放疗，无肿大淋巴结:95% PTV 54Gy/27 次，分割剂量 2Gy/次;术后不能排除淋巴结转移的，需勾画 GTV_{nd}，外扩 0.5cm 形成 $PGTV_{nd}$，95% PTV 54Gy/30 次，分割剂量 1.8Gy/次，95% $PGTV_{nd}$ 60Gy/30 次，分割剂量 2Gy/次。危及器官限量包括:肺平均剂量 ≤13Gy，双肺 V_{20} ≤30%、V_{30} ≤20%、V_5 ≤60%，同步放化疗患者双肺 V_{20} ≤28%。脊髓平均剂量 9~21Gy，且 0 体积剂量 ≥45Gy/6 周。心脏 V_{40} ≤40%。术后胸腔胃:V_{40} ≤40%~50%，且不能出现高剂量点。

二、放疗计划设计

食管癌 IMRT
计划设计(视频)

（一）常规放疗

患者取仰卧位，体位固定。根据食管病灶上下端各延长 3~5cm，两边各扩大 2cm。颈段、胸上段食管癌:两前斜野等中心照射，机架角 50°~60°，30°楔形板，纵隔+锁骨上联合野照射，DT 36Gy 后，改分野照射，避开脊髓，继续照射至总量 60Gy。胸中下段食管癌:肿瘤横径 <5cm，前后野等中心照射，DT 36Gy 后改斜野等中心照射，避开脊髓，继续照射至总量 60Gy。

（二）三维适形计划

1. 模拟定位　常用模拟机下定位和 CT 下定位。模拟机定位时，患者仰卧于定位床，吞食钡餐造影剂以显示病变所在位置和病变长度及轴向偏移程度。CT 定位时，患者仰卧于固定体架上，颈段、胸上段食管癌可采用大面膜固定，双手放于身体两侧;胸中、下段食管癌可采用真空体位固定垫固定，双手抱肘置额前，双腿自然并拢，全身放松。扫描条件设为轴位扫描，层厚一般为 3mm，扫描范围根据病变部位、范围而定。

2. 颈段及胸上段食管癌　一般采用 6~8MV X 线，4 个固定适形野，分前、后、左、右照射方向。前后野的权重为主，水平野可以躲开脊髓，脊髓最大剂量控制在 45Gy 左右。颈段、胸廓入口处、胸上段食管由于其所在身体部位的厚度差异大，食管的位置距体表的深度不一样，如果深度较深的靶区剂量不够可以加一补量的野。

3. 胸中、下段食管癌　一般采用 6~15MV X 线，4~6 个固定适形野。射野遵循以下四个原则:①从入射平面到靶区中心距离短。②避开危及器官。③射野边平行于靶区的最长边。④与相邻射野夹角大,分前后左右 4 个野或左前、右后、右前、左后、前 5 个野或在此基础上再加一个适形野(其中至少有两个射野避开脊髓),对于术后放疗的患者射野时应尽量避免穿过胸腔胃,如果无法避免穿过胸腔胃则应尽量减少穿过胸腔胃射野的权重。对放疗后缩野加量的患者则尽量采用侧野照射,避开脊髓、胃,脊髓受量控制在 30% 左右。

病例 1:中年男性;病理类型:鳞癌;靶区分布:上段食管癌;靶区剂量:2.0Gy×30 次,1 次/d,5d/周。计划设计:射野角度分别为 0°、80°、180° 和 280°(图 7-38),水平野角度可稍作调整应尽量避免穿过肩膀,80° 和 280° 野距离脊髓较近,适当调整小机头角度,以减少散射线;加一个前野补量,适当调节权重,使处方剂量线包绕 95% 以上的靶区体积,剂量线分布如图 7-39 所示。

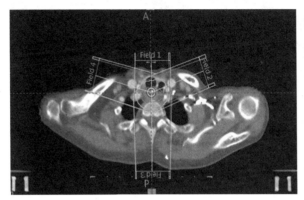
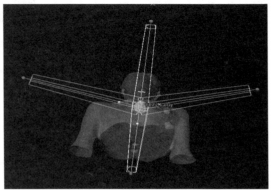

图 7-38　颈段食管癌 4 野共面照射示意图

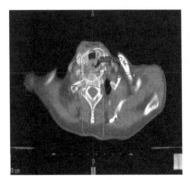
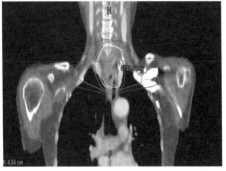
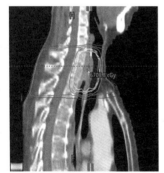

图 7-39　颈段食管癌剂量分布

病例 2:中年男性,病理类型:鳞癌。靶区分布:胸中、下段食管;靶区剂量:2.0Gy×30 次,1 次/d,5d/周;计划设计:射野角度分别为 0°、65°、135°、180° 和 300°(图 7-40),0° 和 180° 射野的权重为主,

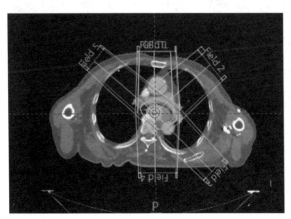
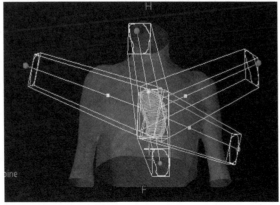

图 7-40　胸中段食管癌 5 野共面照射示意图

135°和300°野避开脊髓,65°野增加靶区适形度,权重较小,使处方剂量线包绕95%以上的靶区体积,剂量线分布如图7-41所示。

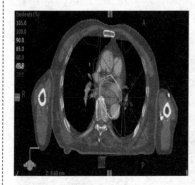
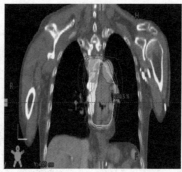
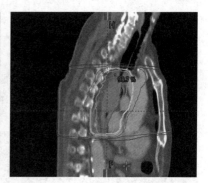

图7-41　胸中段食管癌剂量分布

(三)固定野调强计划

采用6MV X线,设5~7个方向射野,一般采用奇数野,不需要避开脊髓。颈段、胸上段食管癌可在360°等角度7野均分的基础上适当调整射野角度,避开肩膀;胸中、下段食管癌以减少肺照射体积为原则,可采用沿体中线两侧蝴蝶形布野,权重平均分配,先设置辅助器官环(ring,PTV外放5mm生成两个1cm的环)、sc+3mm(脊髓外扩3mm的区域)等。在计划优化中,可手动勾画一些区域参与优化,以提升计划的质量。

病例3:中年男性,病理类型:鳞癌。靶区分布:GTV包括可见的肿瘤原发灶(GTV_p)和淋巴结GTV_n,并在其上下外放3~4cm,左右、前后外放1cm。CTV包括颈段食管旁淋巴结、颈深淋巴结、锁骨上淋巴结及上胸食管旁淋巴结。由CTV在各个方向外放0.5cm的边界得到PTV;靶区剂量:PTV-$_{GTVP}$+PTV-$_{GTVN}$:2.15Gy×28次,PTV-$_{CTV}$:1.8Gy×28次,1次/d,5d/周。射野角度在360°等角度7野均分的基础上微调,角度为0°、35°、70°、150°、200°、290°、325°,其中70°和290°野通过固定二级准直器的下界来减少穿过肺的体积(图7-42),射野权重平均分配,要求处方剂量线包绕95%以上的靶区体积,PTV内超过处方剂量10%的体积要尽量控制在5%以内。根据表7-5中处方剂量及危及器官剂量限制设定优化参数,反复调整优化参数和权重达到满意的剂量分布,此病例最终剂量线分布如图7-43所示。

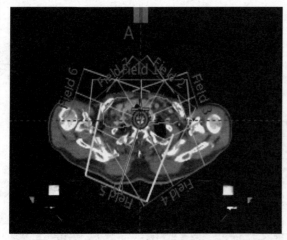
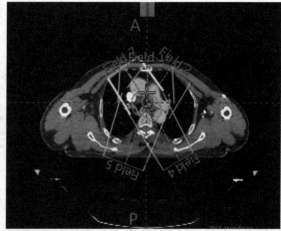

图7-42　上段食管癌SIB-IMRT计划射野分布

表 7-5　靶区及危及器官剂量体积优化参数

ROI	优化条件	优化权重
PTV-$_{GTVP}$+PTV-$_{GTVN}$	$D_{99} \geqslant 60.2Gy$	200
	$D_{97} \geqslant 60.4Gy$	200
	$D_1 < 62.5Gy$	200
	$D_0 < 63.0Gy$	200
PTV-$_{CTV}$	$D_{99} \geqslant 50.4Gy$	200
	$D_{97} \geqslant 50.6Gy$	200
	$D_2 < 57.0Gy$	200
	$D_0 < 60.2Gy$	200
spinal-cord	$D_{max} < 42Gy$	120
sc+3mm	$D_{max} < 44Gy$	100
total-lung	$V_{10} < 25\%$	90
	$V_{20} < 15\%$	90
ring1	$D_{max} < 42Gy$	100
ring2	$D_{max} < 34Gy$	100

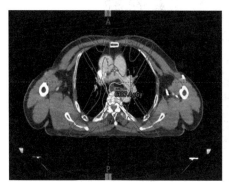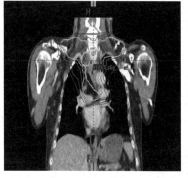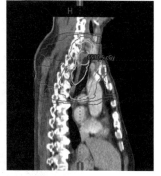

图 7-43　上段食管癌 SIB-IMRT 计划剂量分布

（四）容积调强计划

针对食管癌制定容积调强计划时设野方案一般采用 6MV X 线,共面照射,剂量率设置为 600MU/min,根据靶区分布设计 2~4 个弧,为了降低肺的受照剂量可以设置部分弧,每个弧设置一定的准直器大小,优化条件与逆向调强优化参数相同,通过反复调整优化条件和权重达到理想的剂量分布。

病例 4:中年男性,病理类型:鳞癌;靶区分布:胸中、下段食管;靶区剂量:2.0Gy×30 次,1 次/d,5d/周;计划设计:6MV X 线,2 个等中心旋转照射野(图 7-44):第一个弧机架自 179.9°至 180.1°,逆时针方向旋转,机头角 30°,床角 0°,第二个弧自 180.1°至 179.9°,顺时针方向旋转,机头角 330°,共面照射,床角 0°;优化参数与前面所述调强方式的优化参数类似,剂量分布如图 7-45 所示。

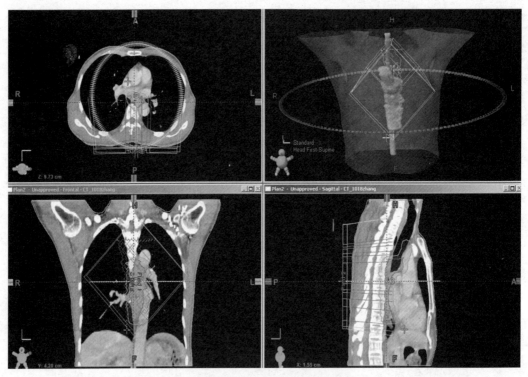

图 7-44　胸中段食管癌容积调强计划射野分布

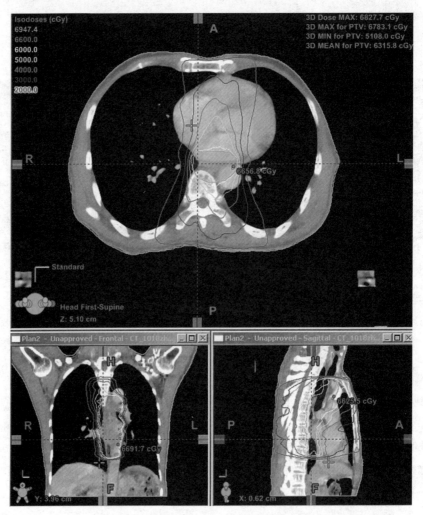

图 7-45　胸中段食管癌容积调强计划剂量分布

扫一扫,测一测

（尹勇　巩贯忠　尹丽）

第九节　肺　癌

一、放射治疗

（一）适应证及治疗原则

1. 非小细胞肺癌　伴有严重内科并发症、高龄、心肺功能差,或患者拒绝手术的Ⅰ/Ⅱ期非小细胞肺癌,予根治性放疗。可切除的ⅢA期,术后给予放化疗。ⅢB期及不可切除的ⅢA期,予同步放化疗。Ⅳ期患者孤立的远处或原发灶可作局部放疗,视病情根治或姑息剂量。

2. 小细胞肺癌　早期小细胞肺癌($T_{1-2}N_0$),可行手术治疗,术后淋巴结阴性的患者,化疗+全脑预防性照射(PCI);淋巴结阳性的患者,一般情况好的,同步放化疗后+全脑预防性照射(PCI),一般情况差的,化疗±放疗+全颅预防性脑照射(prophylactic cranial irradiation,PCI)。局限期>$T_{1-2}N_0$的患者,一般情况好的,同步放化疗达到CR的,行全脑预防性照射(PCI);一般情况差的,化疗±放疗。广泛期小细胞肺癌,以全身化疗为主,化疗有效的患者可行局部病灶放疗及全脑预防性照射(PCI)。

（二）靶区确定与勾画

1. 非小细胞肺癌　分为根治性放疗和术后放疗。

（1）根治性放疗

1）Ⅰ、Ⅱ期非小细胞肺癌:GTV为肺窗中所见的肺内肿瘤范围及纵隔窗中所见的纵隔受侵范围,病变的毛刺边缘应该包在GTV中。CTV为GTV外扩鳞癌6mm,腺癌外扩8mm,如无外侵,CTV不超出解剖学边界,不行淋巴结引流区预防性照射。PTV为CTV+ITV+外扩4~6mm摆位误差。

2）局部晚期ⅢA和ⅢB期非小细胞肺癌:GTV为影像学显示的原发肿瘤+转移淋巴结区域,如有阻塞性肺不张,将不张的部分置于GTV外,纵隔淋巴结阳性标准:最短径大于1cm,或最短径小于1cm但同一部位相大淋巴结大于3个。化疗后患者,GTV包括化疗后原发肿瘤加上化疗前受侵的淋巴结区域。CTV为GTV外扩鳞癌6mm,腺癌8mm,如无外侵,CTV不超出解剖学边界,隆嵴下淋巴结或纵隔淋巴结受侵,同侧肺门包括在CTV。对于右肺中下叶、左肺下叶、左肺舌叶病变,隆嵴下淋巴结应包入CTV内。对于左肺上叶病变,纵隔淋巴结包括隆嵴下淋巴结受侵,5区淋巴结应包入CTV。PTV为CTV+ITV+外扩4~6mm摆位误差。

（2）术后放疗:GTV为切缘阳性或影像上可见大体肿瘤残留,勾画GTV,否则无须勾画。CTV为GTV外扩8mm。如没有足够纵隔淋巴结清扫,同侧肺门及同侧纵隔淋巴结包入CTV,如隆嵴下淋巴结或纵隔淋巴结受侵,同侧肺门也包入CTV。PTV为CTV+ITV+外扩4~6mm摆位误差。

2. 小细胞肺癌　GTV包括原发病灶和肺门纵隔转移的淋巴结,如行诱导化疗后,原发灶按化疗后病灶进行勾画,转移淋巴结按化疗前受侵区域进行勾画。根治性放疗者CTV在GTV外扩5mm(同步放化疗)或8mm(诱导化疗后),化疗前受侵的转移淋巴结外扩5mm。术后放疗者,CTV勾画纵隔及肺门淋巴结引流区,如中央型病变应包括残端瘤床。PTV为CTV外扩5mm。接受全脑预防性照射者,照射野建议颅骨外扩10mm。

（三）危及器官的确定与勾画

1. 常规分割照射危及器官限量

脊髓:D_{max}<45Gy。

肺:单纯放疗者V_{20}<30%;同步放化疗者V_{20}<30%;术后放疗者:肺叶切除V_{20}<20%,全肺切除V_{20}<10%。

心脏：$V_{30}<40\%$，$V_{40}<30\%$。

食管：$V_{50}<50\%$。

肝脏：$V_{30}<30\%$。

肾脏：$V_{20}<40\%$。

2. SBRT 危及器官限量

肺：$V_{20}<20\%$。

脊髓：$D_{max}<25Gy$。

食管：$V_{40}<1cm^3$，$V_{36}<10cm^3$。

气管：$V_{40}<1cm^3$，$V_{36}<10cm^3$。

主支气管：$V_{48}<1cm^3$，$V_{40}<10cm^3$。

心脏：$V_{48}<1cm^3$，$V_{40}<10cm^3$。

臂丛神经及大血管：$V_{48}<1cm^3$，$V_{40}<10cm^3$。

（四）放疗技术方案

1. 非小细胞肺癌 可采用三维适形放疗或调强放疗，对于早期、周围性病变、直径小于5cm病灶，可采用大分割照射。

（1）常规分割照射：95%PTV 60~66Gy/30~33 次。

（2）SBRT：45~50Gy/4 次或 50~60Gy/5 次或 60Gy/8 次或 70Gy/10 次。

2. 小细胞肺癌 胸部靶区建议行三维适形或调强放疗技术，脑预防照射建议三维CT定位，二维计划实施。

（1）胸部处方剂量按照95%PTV 60~70Gy/30~35 次，有条件可行超分割放疗，45Gy/3 周，单次剂量1.5Gy，每日两次，术后放疗者50~54Gy/25~27 次。

（2）PCI建议放化疗结束后1个月内进行，剂量全脑25Gy/10 次。

肺癌 3D-CRT
计划设计（视
频）

二、放疗计划设计

（一）常规放疗

根据原发灶及转移淋巴结确定照射范围，先给予前后对穿野照射，控制脊髓受量在40Gy以下，改斜野避开脊髓等中心放疗，推量至60Gy左右。双侧锁骨上不做预防照射，如同时行锁骨上照射，应注意两野之间的间隙，避免脊髓超量。有肺不张情况，需每周透视1次，了解肿瘤退缩及肺复张情况，及时更改照射野。

（二）精确放疗

1. 模拟定位 CT模拟机上进行模拟定位，通常使患者保持仰卧位，双手抱头，并采用一定方式（如真空垫、热塑模）固定体位，特殊情况（如SBRT）时使用特殊或复合式固定方式。扫描条件设为轴位扫描，层厚一般为3mm。扫描范围为自下颈部到近肝脏下缘，以使图像包括整个胸腔，确保能完整地勾画和评估肺组织。为了避免强化CT中造影剂造成的大血管及心室部位出现剂量偏差，建议获取强化和平扫CT图像。强化CT用于确定靶区，非强化CT用于剂量计算。为了更精确地确定靶区，可以结合多种影像学图像，比如PET、MRI等。同时，为了对呼吸运动进行管理，可以在进行CT扫描时配合一定措施，比如腹部压块、主动呼吸控制、四维CT扫描、呼吸门控等。需要指出的是，无论是多模态影像应用还是呼吸管理，扫描体位都要尽可能保持与定位CT一致，并在实施治疗时有良好的重复性。将定位图像传输至计划系统后，由医师基于定位图像（及多模态影像）确定并勾画靶区及危及器官。

2. 三维适形计划

（1）中心型肺癌适形放疗计划设计：一般采用6MV X线，4~6个固定适形野。调整侧野角度尽量使其长轴平行于靶区，减少射线穿过肺组织体积（即包含在射线传输路径中的肺组织的体积），保证至少一个射野能完全避开脊髓，并应使所有射野夹角尽量大于40°。常见为5野照射：前后野对穿照

笔记

射处于肺门和纵隔的靶区,一对侧野避开脊髓,一个右前斜野增加剂量分布适形度(图7-46)。在脊髓不超量的情况下,以前后野为主。当靶区靠近胸部后侧,为避免射线损伤过多肺组织,可改为后侧斜野以减小射束路径。

然后根据射野方向观(BEV)给予MLC或挡块。由于存在射野半影,因此需要使MLC或挡块边缘与靶区外边界保持一定距离(margin):前后野左右为5~8mm,侧野左右为3~5mm,上下为5~10mm。

当靶区形状较不规则时(比如扭转),可以根据靶区三维空间情况适当增加射野数量,以增加剂量适形度,降低危及器官受量。当肺受量高于计划要求时,可以通过适当增加前后野权重,减少侧野权重,以减少肺受量。此时脊髓的受量会增加,并可能会降低适形度,甚至会使一部分靶区低于处方剂量,但这是一个调整-平衡的过程,最终要符合临床要求。同时,某些情况下提高照射能量会达到降低肺受量,减少高剂量区域,增加适形度的效果。不过由于防护原因,不推荐使用大于10MV的能量。

(2)周围型肺癌适形放疗计划设计:采用6MV X线,射野数目较中心型少,一般设置3~5个固定适形野。此类型靶区通常偏离肺门而居于肺组织中或靠近胸壁,所以射野角度与中心型稍有不同,以尽量减少照射肺组织为主。前后射野的权重调整与肺受量变化不具有比例关系,应以角度与肺组织相交的体积较少,路径较短的射野为主权重野(图7-47)。如果是大剂量分割,建议多野,以形成较好的适形度和剂量跌落梯度。

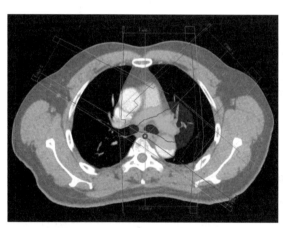
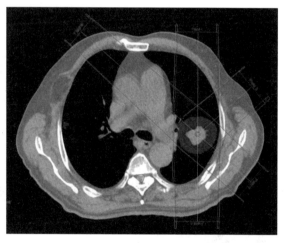

图7-46　中心型肺癌射野分布示意图　　　　图7-47　周围型肺癌射野分布示意图

由于靶区与脊髓、心脏和食管的距离较远,射野角度存在较大选择余地,可不断尝试以达到最佳效果。若靶区接近胸壁,不宜设置贯穿健侧肺的角度,宜采用切线角度。

当采用非均匀组织校正算法时,PTV边缘容易出现欠量,因此可以适当增加MLC或挡块与PTV间的距离:左右可达8~12mm。

3. 固定野调强计划　IMRT治疗具高适形度、剂量提升及危及器官保护等优势,但仍存在诸如呼吸运动、较大低剂量区等方面问题。建议采用6MV X线,射野数目和角度分隔,应根据实际情况进行调整,需要考虑以下因素:尽量减少肺受照总体积(尤其是健侧肺),减少肺低剂量区;避开肱骨头、上举不够充分的手臂等特殊位置);由于扫描孔径限制或其他因素造成CT图像未包含所有身体轮廓信息时,不建议射束于此处入射。

图7-48显示一例肺癌IMRT计划的射野角度分布,采用7个射野,非等分角分布。靶区主要位于右侧肺,并且患者手臂下摆,没有设置近水平角度入射的射野,以减少健侧肺受量,并且避开手臂减小入射路径。

如果刻板地按照处方给定方案进行优化,转换为最终实际剂量分布时,会与处方要求存在一定差异。胸部组织密度不均一性的特点会使这个效应尤为明显。因此需要在优化时适当使用一定的技巧,例如要求95%的PTV体积达到临床处方剂量,那么在优化时PTV的优化目标一般要高于此值,即

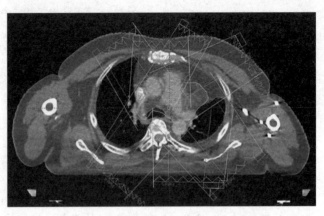

图 7-48　IMRT 计划射野分布示意图

97%或 98%的 PTV 达到处方剂量。危及器官也存在此问题。在优化时某一器官的限制参数应低于评估值,比如要求肺 V_{20}<30%时,参数可设为 V_{20}<25%或 V_{15}<30%。

ICRU83 号报告中定义的 PRV 对串行器官作用较大,因此肺癌 IMRT 计划中应对脊髓外扩 3mm 生成 sc+3mm。如果 PTV 与 PRV 存在重叠,且重叠区域的剂量限值大于 PRV 限值,则应将 PRV 优化目标的权重设为较高,以限制危及器官的受量。此时可以允许 PTV 在重叠区域内欠量,或视情况调整 PTV。

优化参数除涵盖了靶区、OAR 和 PRV 等剂量目标外,还应该涉及辅助的优化感兴趣区域(region of interest,ROI)。常见有 ring、B-P 和热点/冷点(hot/cool)等(图 7-49)。ring 是一个由 PTV 分别外扩 15mm 和 5mm 并相减形成的空间区域,类似 PTV 的外壳将 PTV 包裹在内。设置其最大剂量为处方剂量的 80%~90%左右,可以控制 PTV 外剂量的跌落,形成靶外陡峭的剂量分布。B-P 指靶区外所有的人体组织。其作用是避免靶区外组织出现较高剂量,与 ring 组合使用可以避免靶区外剂量散乱。例如 B-P 设为靶区 15mm 外所有组织,即与 ring 交界,并将其最大剂量设为处方剂量的 70%~80%,并且权重稍低于 ring。此外由于 ring 和 B-P 的权重低于肺和脊髓权重时,会在纵隔或椎骨处出现热点,此时可以定义不规则区域 hot,以限制此区域的剂量。

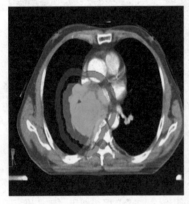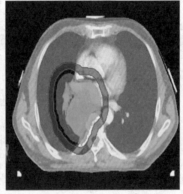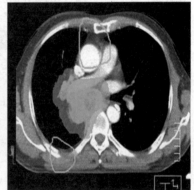

ring:红色环;B-P:黄色;hot:青色。

图 7-49　肺癌虚拟 ROI 示例

当以上步骤准备完毕,就可以在优化界面或模块中根据临床要求设置各 ROI 的剂量体积限制参数了。

4. 容积调强计划　VMAT 调强技术可明显减少单次治疗时长和输出 MU 数,且剂量分布和组织限量满意。但为了避免全弧照射增加全肺的低剂量受照体积,肺癌 VMAT 计划射野通常选择部分弧度旋转照射。一般为大于 1/2 全弧,即部分旋转至健侧肺(图 7-50),射野机架角度为 40°→181°,机头角度为 30°,床角为 0°,形成共面照射。

VMAT 计划在适形度和剂量均匀性上与 IMRT 相当,靶区剂量覆盖率没有明显差异。VMAT 计划

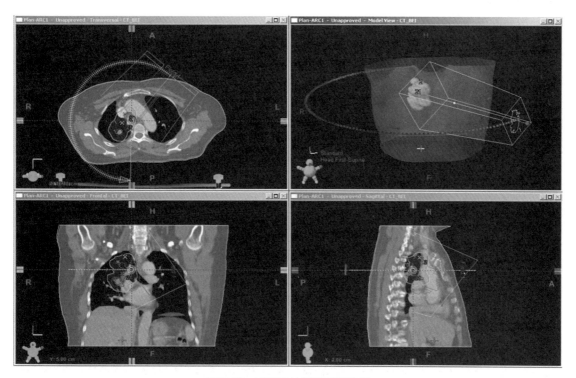

图 7-50　VMAT 计划射野示意图

中心脏、食管、脊髓的受量普遍下降,全肺 $V_{20} \sim V_{40}$ 下降明显,但全肺 $V_5 \sim V_{10}$ 低剂量区增加明显,且调整优化参数无明显改善,说明旋转弧形照射对大体积器官的低剂量区域影响显著。需要结合临床需要合理选择。

5. 非小细胞肺癌立体定向放疗(SBRT)　对肺癌病灶,高剂量放疗在极少次分割内实现,也称为立体定向消融体部放疗(stereotactic ablative radiotherapy,SABR)。一般非小细胞肺癌 SBRT 单次剂量 10~20Gy,照射 1~5 次,总生物有效剂量(biologically effective dose,BED)大于 100Gy。

开展非小细胞肺癌 SBRT 治疗,有一定的技术设备要求。CT 模拟机最小扫描层厚≤2mm,具备 4D 扫描功能。体位固定装置要具有更好的固定性/重复性,最好带有压迫装置以限制呼吸幅度。需要具备呼吸运动管理措施:慢速 CT、呼吸压迫、主动呼吸控制、4D-CT/门控技术、体表监测系统、标记物植入方法等。治疗机具有更高的机械精度(亚毫米)、高分辨率 MLC(叶片宽度≤5mm),或锥形限束装置;影像定位系统满足体部立体定向放疗对靶区运动管理的需要(2D/3D,门控)。TPS 能够进行高精度的图像重建(2D/3D),计算网格≤2mm,可靠的组织密度不均一校正算法。

SBRT 治疗可使用固定野 IMRT 或 VMAT 进行计划设计,选择 6~18MV 能量光子束,以无均整块(flattening filter free,FFF)模式为佳,使用高档剂量率模式,等中心尽量位于靶区中心。固定射野角度计划,建议使用 7~13 个非共面射野,间隔大于 20°,避免对穿(图 7-51);而旋转照射计划,建议使用 2~3 个部分照射弧。无论采用哪种方式照射,入射应尽量回避健侧组织、重要组织器官及治疗床板或定

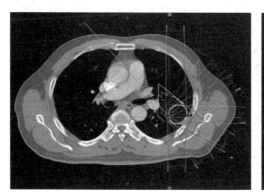
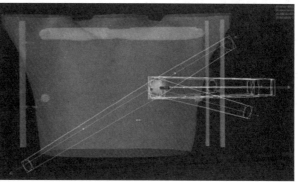

图 7-51　SBRT 计划射野示意图

位框架等外物。插入正确的治疗床模型。

6. 功能肺组织保护计划　随着肺功能成像技术发展,基于肺功能保护的肺癌计划设计已日益广泛。不同功能状态的肺组织区域,可通过单光子发射计算机断层成像(SPECT)定位 CT 图像的异机配准,做出快速确定和勾画。

由于肺组织低灌注区对射线敏感性低,同时代偿的正常肺组织射线敏感性上升。基于此放射生物学效应,设计肺癌放疗方案时,可将射线尽量通过肺低灌注区投射到靶区,减少代偿肺组织的受照,一定程度上能降低组织放射并发症。

图 7-52 中 a、b、c 顺序为 SPECT 和 CT 图像配准并且在融合图像上勾画肺组织的步骤。

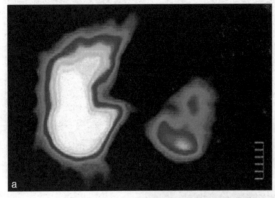
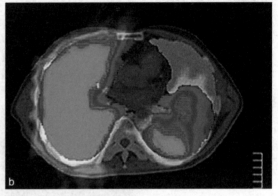
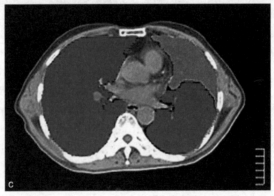

图 7-52　SPECT 与 CT 配准及功能肺组织的勾画步骤
a. SPECT 图像;b. 配准结果;c. CT 上低灌注肺组织的勾画(黄色区域)。

然后根据功能肺分布,计划设计中通过调整射野角度、权重、准直器角度及能量(CRT 计划)或优化参数(IMRT 计划),达到尽量减少代偿肺组织受量的目的。图 7-53 和图 7-54 为一例肺癌患者常规

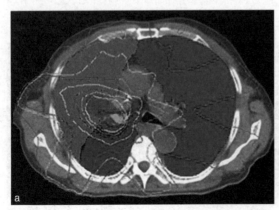
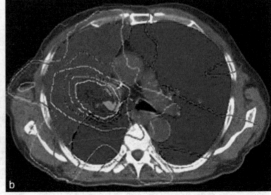

图 7-53　两种方案剂量分布
a. 常规设计计划;b. 功能肺保护方案。

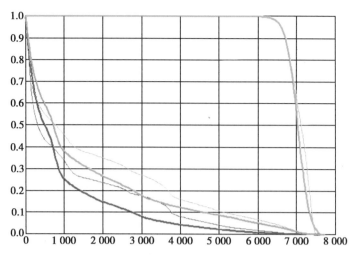

绿色线代表 PTV；橙色线代表全肺；蓝色线代表代偿肺；细线代表常
规方案；粗线代表考虑肺功能方案。

图 7-54　两种方案 DVH 比较

三维计划与功能肺保护计划的比较。图 7-53 中 a 为常规射野方案，b 为考虑功能肺（蓝色区域）而不
设置或尽量减少直接穿过的射野。结果显示 b 图中蓝色区域内低剂量分布比 a 图中明显减少，从而保
护了代偿性肺组织，同时其 DVH 图也表明代偿肺及全肺所受剂量都一定程度减少。

扫一扫，测一测

（尹勇　巩贯忠　尹丽）

第十节　乳　腺　癌

一、放射治疗

（一）适应证及治疗原则

1. 保乳术后。

2. 根治术后病理分期 T_3、T_4/N_0 或 N+。

3. 根治术后病理分期 T_1、T_2N+。

（1）腋窝淋巴结转移数≥4 个，需术后放疗。

（2）腋窝淋巴结转移数 1~3 个，如腋窝淋巴结检出数<10 个或有脉管癌栓或腋窝淋巴结阳性比>
20%~25%，需要术后放疗。

（二）靶区确定与勾画

1. 保乳术后放疗　CTV1 为瘤床，可根据术中瘤床周围金属标记、CT 影像显示的术后血清肿和术
后改变范围确定。CTV2 为全乳腺，对于腋窝淋巴结病理阴性的患者无须照射区域淋巴结，腋窝淋巴
结转移数≥4 个的患者需预防性照射区域淋巴结，腋窝淋巴结转移数 1~3 个患者需选择有高危因素
者进行区域淋巴结预防性照射。PTV 应根据各单位摆位误差适当外放。

2. 根治术后放疗　CTV 包括胸壁、锁骨上下淋巴结引流区，临床医生在权衡复发风险和放疗安全
后，给予内乳预防性照射。PTV 应根据各单位摆位误差适当外放。

（三）危及器官的确定与勾画

患侧肺 V_{20}<25%，D_{mean}<15Gy。

103

双肺 $V_{20}<20\%$。

心脏 $V_{30}<10\%$，$V_{40}<5\%$。

对侧乳腺 $D_{mean}<1Gy$，$D_{max}<5Gy$。

（四）放疗技术方案

可采用常规放疗、三维适形放疗或三维调强放疗。保乳术后放疗，全乳切线照射 45~50Gy 后，瘤床补量照射，手术切缘阴性，补量 10~16Gy，切缘阳性，补量 15~20Gy。根治术后放疗，胸壁和区域淋巴结预防性照射剂量为 45~50Gy。

乳腺癌 IMRT
计划设计
（视频）

二、放疗计划设计

（一）常规放疗

1. **体位及固定** 在模拟机下定位，将患者仰卧于乳腺托架上，调整斜角板的角度使胸壁水平，患侧上臂外展 90°。

2. **照射野**

（1）锁骨上下野：上界在环甲膜水平，下界与胸壁野上界相接，即第一肋骨下缘水平，内界在胸锁乳突肌内缘内 0.5~1cm，外界在肩关节（肱骨头）内缘。照射剂量 DT 50Gy/25 次/5 周，电子线和 X 线混合照射以减少肺尖的照射剂量。6MV X 线照射，皮下 3cm 处计算剂量，源皮距 100cm，机架角偏向健侧 15°，以保护气管、食管和脊髓。10~12MeV 电子线照射，机架角 0°。

（2）胸壁电子线野：上界与锁骨上下野下界共线，下界在乳腺皮肤皱褶下 2cm，内界为体中线，外界为腋中线或腋后线。照射野应尽量包全手术瘢痕和引流口。DT50Gy/25 次/5 周，根据胸壁的厚度选择填充物的厚度和电子线的能量，常在胸壁表面垫 0.5~1cm 等效组织胶，根据胸壁皮肤是否累及，照射 20~30Gy 后去掉组织胶，继续照射至 50Gy。

（3）保乳术后全乳腺切线野：上界在第 2 前肋水平，下界在乳房皱褶下 2cm，外切野在腋中线或腋后线，内切野在体中线。全乳腺 45~50Gy/23~25 次/5 周，应用 6MV X 线。

（4）保乳术后瘤床补量照射：根据术前肿瘤位置，全乳腺照射结束后选择适当能量的电子线单野照射，补量 10~16Gy/5~8 次。

（二）精确放疗计划

乳腺癌放疗靶区分为保乳术后和根治术后，包括三维适形放疗、正向调强放疗、部分乳腺照射、逆向调强放疗、容积调强放疗。建议采用 6MV X 线照射，因为能量过高可能造成乳腺浅层剂量因建成效应而不足。其次射野等中心一般放置在靶区中心层面内外界连线的中点处，容积调强等中心位置可以位于靠近靶区的几何中心处。

1. **模拟定位** 患者仰卧于乳腺托架上，双臂外展上举，调整托架高度、手臂支撑杆位置和高度，使患者位于最舒适体位并保证患侧乳腺完全暴露，需要照射锁骨上淋巴结区的患者，头要偏向健侧以保证颈部充分暴露，标定体侧和胸前激光摆位标志，平静呼吸状态下行层厚 3mmCT 扫描，根据放疗的范围设置扫描范围。

2. **三维适形计划** 乳腺/胸壁区域设计两个对穿切线野（图 7-55），右侧乳腺癌射野角度一般为 230°、50°，左侧乳腺癌射野角度一般为 310°、130°。为降低、平衡乳腺内的高剂量区，两个切线野各加一定角度的楔形角，楔形板的角度根据胸壁的弯曲曲度选择，常用 15°~30° 的楔形板。图 7-56 所示为两个切线野的 BEV 图，考虑到呼吸运动的影响，射野的前界距离皮肤表面需 10~20mm。

3. **正向调强计划** 乳腺/胸壁区域以两个切线野，角度同适形放疗计划。针对剂量分布中的高剂量和低剂量区域，分别设计子野，通过调节子野的 MLC 形状改善靶区的剂量分布。

对于乳腺根治术后的靶区，为保证胸壁的表面剂量，一般需要添加 5mm 组织填充物。对于锁上淋巴结引流区的照射，锁骨上野的等中心应放在锁骨上和胸壁靶区的分界层面。一般设计 4~5 个照射野进行单独照射，射野原则避开脊髓、肱骨头等危及器官，尽量增加靶区适形度，同时应注意锁骨上区域与胸壁区域的剂量衔接。射野的权重应以照射到肺体积较少的射野为主，对于靶区后缘剂量不足的区域可设计小野补足剂量。

计划的要求是处方剂量包绕 95% 以上的靶区体积，乳腺内不出现超过 103% 的剂量区域，且 100%

笔记

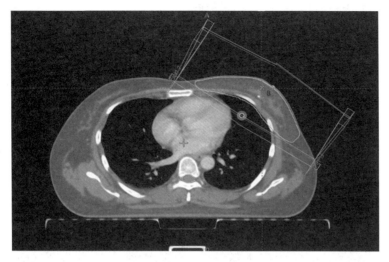

图 7-55　三维适形切线野

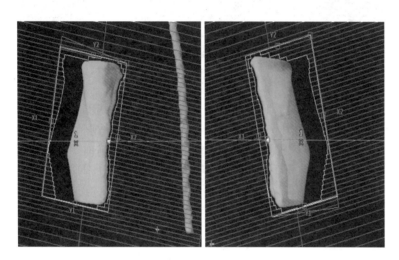

图 7-56　切线野 BEV 图

剂量范围尽量小。

乳腺癌原发灶部位(瘤床)可以后续加量或同步加量照射,可采用电子线或 X 线照射加量,一般采用电子线加量照射。电子线的角度一般设置为垂直于瘤床靶区的长轴(图 7-57)。

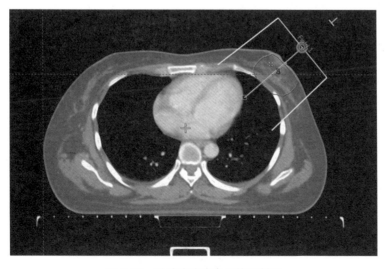

图 7-57　乳腺癌瘤床电子线照射野

在瘤床同步加量调强计划设计时,全乳的计划设计两个切线大野,针对高剂量区设计不同形状的子野优化剂量分布。对于乳腺癌原发灶部位(瘤床)加量照射是在同一个计划里完成的,具体设野方法是在上述介绍的正向调强计划中所得到的剂量分布的基础上,另外对瘤床再加电子线垂直野或 X 线切线适形野(电子线适形可由铅挡块实现)。SIB-IMRT 计划的射野图见图 7-58。

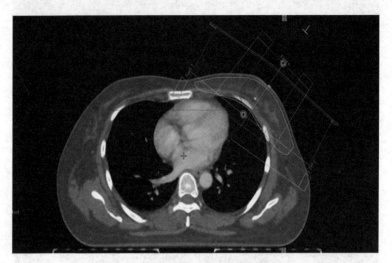

图 7-58　SIB-IMRT 计划的射野图

4. 部分乳腺放疗计划　部分乳腺照射(partial breast irradiation,PBI)技术一般适用于早期的乳腺癌患者,只针对局部瘤床照射。采用 6MV X 线照射,设 4 个非共面适形野,射野分布如图 7-59 所示。射野角度选择以尽量保护肺和健康乳腺组织为宜,图 7-60 所示为非共面射野的 BEV 图。床脚一般设置为 30°或 330°,通过调整射野角度、床角及射野权重,尽量减少乳腺内剂量热点及靶区外乳腺体积的照射范围。处方剂量为 3.4Gy×10 次,一天两次的照射方式。

5. 固定野逆向调强计划　针对乳腺/胸壁设计两个切线野,如果胸壁弧度较大,可以设计小野(图 7-61)照射部分靶区以降低肺受量,提高靶区适形度。对于锁骨上区域,在切线野的基础上额外设计 0°、40°(左侧)或 320°(右侧)保护肱骨头及气管区域。

逆向调强计划中通常设置 3 个环,分别是距离靶区 0.5、1.5 和 2.5cm 设计 3 个 1cm 宽的环,给予 PTV 和危及器官一定的优化条件(表 7-6)。在满足 PTV 达到处方剂量的同时尽量降低危及器官受量,对于靶区内外出现的高剂量区域或靶区内的低于处方剂量的区域,可以勾画出范围再给予优化限制,要求处方剂量线包绕 95%以上的靶区体积,PTV 内超过处方剂量 10%的体积要尽量低。

计划过程中通过优化目标 DVH 图反复调整优化目标值或优先权值,使结果达到最优。

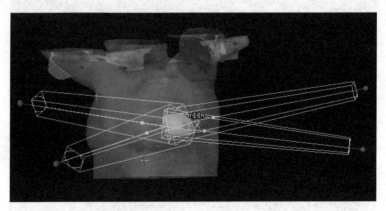

图 7-59　PBI 射野设计

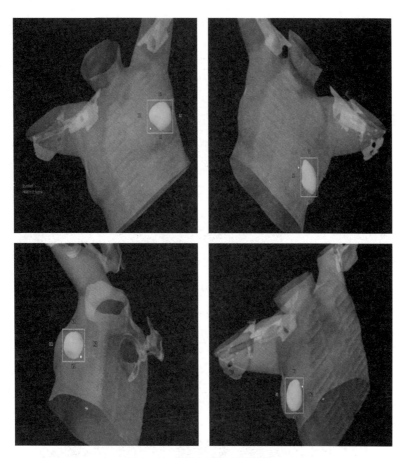

图 7-60　非共面射野的 BEV 图

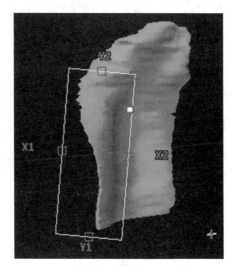

图 7-61　逆向调强计划胸壁射野设计

表 7-6　乳腺癌逆向调强计划的优化参数

ROI	优化条件	优化权重
PTV	$D_{99}>50Gy$	200
	$D_{97}>50.5Gy$	200
	$D_1<52Gy$	200
	$D_0<53Gy$	200
		90~100
同侧肺	$V_{10}<30\%$	100
	$V_{20}<20\%$	100
	$V_{30}<10\%$	100
心脏	$D_{mean}<5Gy$	100
	$V_{40}<5\%$	100
对侧肺	$V_5<5\%$	90
脊髓	$D_{max}<35Gy$	80
环	$D_{max}<45Gy$	90
环1	$D_{max}<40Gy$	90
环2	$D_{max}<35Gy$	90

6. 容积调强计划　保乳术后全乳照射的患者,根据患者靶区的形状和胸壁曲度设计2~4个部分弧(图7-62)。采用共面照射,剂量率设置为600MU/min,每个弧设置一定的准直器大小。优化条件与表7-6中逆向调强计划的优化参数相同,通过反复调整优化条件和权重优化剂量分布。

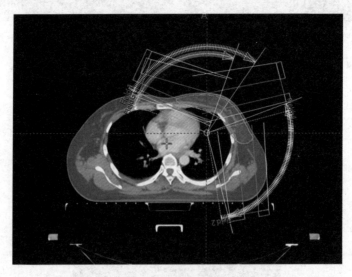

图 7-62　乳腺癌容积调强弧形照射野设计

扫一扫,测一测

（尹勇　巩贯忠　吴君心）

第十一节 胃 癌

一、放射治疗

（一）适应证及治疗原则

1. 胃癌根治术后（R0 切除），病理分期为 $T_{3\sim4}$ 或淋巴结阳性者，如未行标准 D2 手术，且未行术前放化疗者，建议术后同步放化疗。

2. 胃癌非根治性切除，有肿瘤残存患者（R1 或 R2 切除），建议行术后同步放化疗。

3. 局部晚期不可切除的胃癌，可考虑术前同步放化疗，治疗后重新评估，争取根治性手术。

4. 不能手术的局限期胃癌（如局部晚期无法切除、早期因其他并发症不能耐受手术等），可行同步或序贯放化疗。

5. 局部区域复发的胃癌，建议行放疗或同步放化疗。

6. Ⅳ期患者，原发灶局限、骨转移引起的疼痛和脑转移等转移性胃癌，可给予原发灶或转移灶姑息性放疗。

（二）靶区确定与勾画

1. 术前放疗 GTV 为根据内镜、CT 或 PET/CT 确定的原发肿瘤 GTV_p 和转移淋巴结 GTV_{nd}。CTV 包括 CTV_p 和 CTV_{nd}，勾画范围如下：①Siewert Ⅰ型和Ⅱ型胃食管交界处（EGJ）肿瘤：CTV_p 在 GTV_p 基础上沿食管长轴向上扩 3~4cm，水平方向外扩 1cm。CTV_{nd} 包括 GTV_{nd} 外扩 0.5~1.5cm，以及高危淋巴结引流区，即邻近的食管周围、胃小弯、脾动脉和腹腔干淋巴结。②Siewert Ⅲ型 EGJ 肿瘤和近端三分之一的胃癌：CTV_p 从肿瘤上界沿食管长轴向上扩 3~5cm。CTV_{nd} 高危淋巴结引流区包括胃周、腹腔干、胃左动脉、脾动脉、脾门、肝动脉和肝门淋巴结等。③中三分之一胃癌：CTV_{nd} 高危淋巴结引流区包括胃周、腹腔干、胃左动脉、脾动脉、脾门、肝动脉、肝门、幽门上、幽门下和胰十二指肠淋巴结等。④远端三分之一胃癌：如肿瘤累及胃十二指肠结合部，CTV_p 从肿瘤下界沿十二指肠长轴向下扩 3~5cm。CTV_{nd} 高危淋巴结引流区包括胃周、腹腔干、胃左动脉、肝动脉、肝门、幽门上、幽门下和胰十二指肠淋巴结等。PTV 为内靶区加上摆位误差，各医院根据临床实践情况适当外扩。

2. 术后放疗 近端三分之一的胃癌：高危淋巴结引流区同术前。中三分之一胃癌：高危淋巴结引流区同术前。远端三分之一胃癌：如肿瘤累及胃十二指肠结合部，CTV 需包括十二指肠断端，高危淋巴结引流区同术前。

（三）危及器官的确定与勾画

肝脏 $V_{30}<60\%$。

肾脏 $D_{mean}\leqslant15Gy$。

右侧肾脏 $V_{22.5}<33\%$。

左侧肾脏 $V_{15}<33\%$。

小肠 $D_{50\%}<20\sim30Gy$，$D_{max}\leqslant45\sim50Gy$（小肠和结肠 $V_{50}<10\%$，$D_{max}\leqslant52Gy$）。

脊髓 $D_{max}\leqslant40Gy$。

（四）放射治疗技术方案

对于 EGJ 肿瘤和胃癌，建议行 3D-CRT 或 IMRT 技术，使用 4~18MV 的 X 线。Siewert Ⅰ型和Ⅱ型 EGJ 肿瘤术前放疗剂量 41.4~50.4Gy，术后放疗剂量 45~50.4Gy，分割剂量 1.8~2Gy。Siewert Ⅲ型 EGJ 肿瘤和胃癌术后放疗剂量 45~50.4Gy，分割剂量 1.8Gy，切缘阳性的患者，在周围限制器官可耐受的情况下酌情加量。

二、放疗计划设计

（一）常规放射治疗

患者取仰卧位，双手抱头置额。一般采用前后加两个侧野等中心照射，前后野定位标记：上界为 T_8/T_9 椎体下缘，包括贲门区、胃左动脉淋巴结、胃底。下界为 L_3 椎体下缘，包括胃十二指肠淋巴结和胃窦,贲门癌在 L_2 椎体下缘。左侧界为三分之二或四分之三左侧膈肌,包括胃底、胰上淋巴结和脾门淋巴结。右侧界为椎体右侧旁开 3~4cm,包括肝固有动脉淋巴结和胃十二指肠淋巴结。侧野定位标记:上下界同前后野,前界腹壁内侧壁,后界为椎体一半或三分之二。在模拟机下定位,机架 0/180°,标记前后野的上下界、左右界,机架±90°,上下界不变,通过升降床,定出侧野的前后界,找到四野的中心。具体照射剂量同前。

（二）精确放疗计划

1. 模拟定位　采取仰卧位、体模固定。在体模固定后行 CT 扫描,扫描范围上界为 T_8/T_9 椎体下缘,下界为 L_3 椎体下缘,层间距3mm,对于早期体积较大的肿瘤建议用更小的层厚及层间距。

2. 三维适形计划　应视不同患者的靶区范围和形状作选择,设野方案一般设 5~6 个野,可用1前野 4 个斜野。病例:某胃癌患者,PTV 剂量 1.8Gy,每周 5 次,45Gy/5 周。等中心放在靶区中心处。勾画直肠、肝脏、肾脏和骨髓等危及器官。4 野和 5 野计划可根据肿瘤与肾脏之间位置关系适当调节射野方向(图 7-63)。在权重均分的基础上可以适当降低前后野权重,尽量减少肝脏、肾脏的受量。

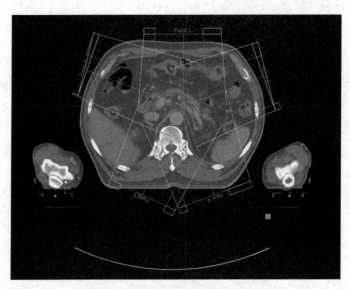

图 7-63　胃癌放疗适形计划射野分布图

（三）固定野调强计划

设野方案一般采用 6MV X 线,5~7 个射野。根据靶区位置设置 6 个照射野,角度分别为 0°、40°、80°、150°、210°、320°,射野权重均分(图 7-64)。PTV 剂量 1.8Gy,每周 5 次,45Gy/5 周。医师在计划图像上仅勾画靶区及危及器官(OAR、造口/伤口/瘢痕等),对此之外的区域未做定义和剂量限制,这势必造成这些区域内的剂量散漫无序,出现较差的剂量跌落,因此优化参数除了涵盖靶区、危及器官的剂量目标外,还应该涉及一定的辅助器官(ROI)并进行剂量限制。在设置优化条件之前预先设置辅助器官 ring(环厚为 2.4cm,与 PTV 边缘间隔 0.6cm 的体积范围)。

根据处方剂量及危及器官剂量限制设定优化参数(图 7-65),在计划系统中实际设置的优化参数可在此基础上提高要求。如果严格按照处方给定方案进行优化,转换为最终实际剂量分布时,会与处方要求存在一定差异。

在优化 DVH 中设定好优化参数,初步优化以后根据剂量线分布再对正常组织中剂量过高的区域进行修改。勾画相应区域对其设定限制条件(D_{max} <30~40Gy,权重 30~50),继续优化,改进计划质量。

（四）容积调强计划

胃癌的容积调强计划设计流程与逆向调强计划相同,一般采用单弧或双弧,照射野的最高剂量率设定为 600MU/min。此病例设野方案采用 6MV X 线单弧照射,机架自 179°逆时针旋转至 181°,机头角度为 0°,床角为 0°(图 7-66),根据肾脏与靶区之间关系,可设置部分角度不出束,以降低肾脏受照射剂量。PTV 剂量 1.8Gy,每周 5 次,45Gy/5 周。要求处方剂量包绕 95% 以上的靶区体积。

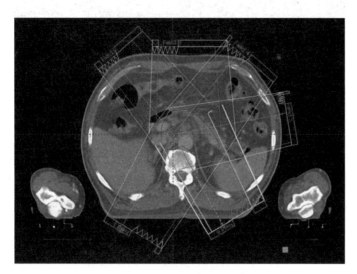

图 7-64　胃癌 6 野调强计划照射野示意图

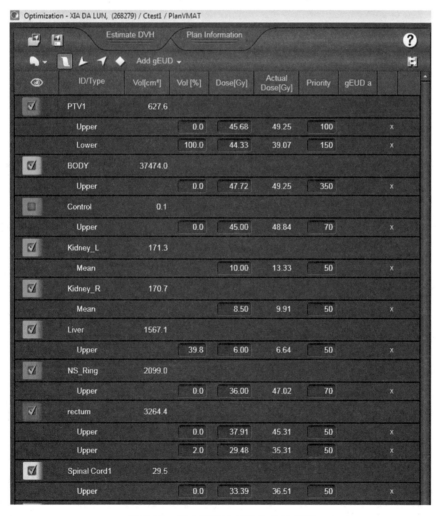

	ID/Type	Vol[cm³]	Vol [%]	Dose[Gy]	Actual Dose[Gy]	Priority	gEUD a	
☑	PTV1	627.6						
	Upper		0.0	45.68	49.25	100		x
	Lower		100.0	44.33	39.07	150		x
☑	BODY	37474.0						
	Upper		0.0	47.72	49.25	350		x
☐	Control	0.1						
	Upper		0.0	45.00	48.84	70		x
☑	Kidney_L	171.3						
	Mean			10.00	13.33	50		x
☑	Kidney_R	170.7						
	Mean			8.50	9.91	50		x
☑	Liver	1567.1						
	Upper		39.8	6.00	6.64	50		x
☑	NS_Ring	2099.0						
	Upper		0.0	36.00	47.02	70		x
☑	rectum	3264.4						
	Upper		0.0	37.91	45.31	50		x
	Upper		2.0	29.48	35.31	50		x
☑	Spinal Cord1	29.5						
	Upper		0.0	33.39	36.51	50		x

图 7-65　胃癌调强计划优化参数设置

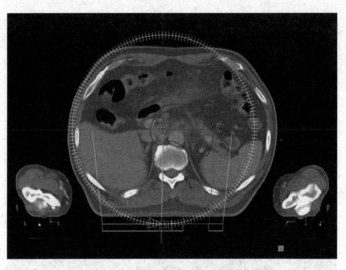

图 7-66　胃癌容积调强计划射野分布图

优化目标和调强放疗计划中相同,分别调整危及器官及靶区的权重,使优化结果更接近优化目标。VMAT 优化共分为 4 个阶段,靶区及危及器官的优化参数设置及调整主要在第一和第二阶段完成。

扫一扫,测一测

（何侠　翟振宇　尹丽）

第十二节　直　肠　癌

一、放射治疗

（一）适应证及治疗原则

1. 对于临床分期 Ⅱ/Ⅲ 期的可切除或局部不可切除的患者,推荐长程放化疗+手术+辅助化疗、短程放疗(T_4 患者不推荐)+手术或化疗+长程放化疗+手术。

2. 对于局部不可切除的直肠癌患者行术后同步放化疗后重新评估,如可以 R0 切除,建议手术,否则行根治性放化疗。

3. 对于术前临床分期为 Ⅰ 期,而术后病理分期为 Ⅱ/Ⅲ 期的患者,推荐术后放化疗。

（二）靶区确定与勾画

1. 术前放疗　GTV 为影像上可见的直肠肿瘤(GTV_p)和盆腔转移阳性淋巴结(GTV_{nd})。CTV 应包括肿瘤上下 2cm,整个直肠系膜区、骶前区、髂内淋巴结引流区、闭孔淋巴结引流区。PTV 依据各单位摆位误差大小确定。

2. 术后放疗　GTV 为 R2 切除后影像上可见残留肿瘤。CTV1 包括 GTV、术后高危区(包括 R1 切除后瘤床区及可疑残留区)。CTV2 包括整个直肠系膜区、骶前区、髂内淋巴结引流区、闭孔淋巴结引流区。PTV 依据各单位摆位误差大小确定。

（三）危及器官的确定与勾画

膀胱 V_{50}<50%。小肠 V_{50}<10%,D_{max}≤45~50Gy。股骨头 V_{50}<5%。

（四）放疗技术方案

直肠癌放疗主要采用三维适形放疗或调强放疗技术,放疗剂量为盆腔 45~50Gy/25~28 次。对于可切除肿瘤,照射 45Gy 后对瘤床和两端 2cm 范围内追加剂量,术前放疗追加 5.4Gy/3 次,术后放疗追加剂量 5.4~9Gy/3~5 次。对于不可切除的肿瘤,放疗剂量需高于 54Gy。

直肠癌 VMRT
计划设计(视频)

二、放疗计划设计

(一)常规放疗

患者取俯卧位,身下垫有腹孔板,肛门口或术后会阴瘢痕处放置铅点,一般常用后野加两个侧野照射:机架 0°,上界 L₅ 下缘,下界 Miles 术后瘢痕铅点下 2cm,Dixon 术后坐骨结节下缘,两侧界为真骨盆外 1~1.5cm。机架 ±90°,上下界不变,升降床,使后界至骶骨外缘,前界距后界 10~12cm。记录升降床、侧野中心深度及机架角度。照射剂量(后野及两侧野剂量比 2:1:1)术后 DT 50Gy/25 次/5 周,根治性放疗,肿瘤区 DT 66~70Gy。

(二)精确放疗

1. 模拟定位 在三维激光灯下,患者经过 CT 模拟机扫描定位,取平卧位,双手抱头,背部用盆腹腔体位固定架,腹部用热塑体模固定。CT 模拟机层厚为 3~5mm,扫描范围一般从 L₃ 椎体到耻骨联合下 5cm,包含所有的盆腔内脏器官和组织。连续扫描病变区域,明确病灶部位,扫描后将 CT 图像传输到三维治疗计划系统上。目前,较为常用的方法是患者使用盆腔固定器俯卧位 CT 模拟。

2. 三维适形计划设计 直肠癌在确定肉眼靶区后,参考摆位误差和器官移动以确定计划靶区。放疗射野时应尽可能减少膀胱和小肠的受照体积和剂量。射野设计一般采用 6~10MV X 线,根据定位方式不同,设计 4~5 个适形野。如图 7-67 所示,患者俯卧位时具体可分为 1 前野和左右水平野及 1 补量野;尽量减少膀胱和小肠的受量。由于直肠癌肿瘤位置相对于人体比较靠下,加速器进床深度有限,为了更容易实现摆位,等中心的位置一般放在靶区最上界的中心处。另外,采用三维计划系统设计直肠癌缩野加量照射计划时也可采用多野照射。

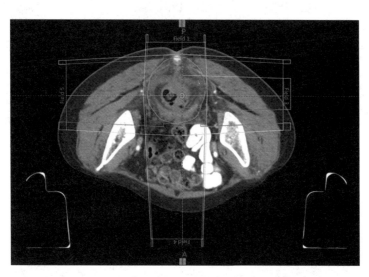

图 7-67 直肠癌四野照射计划射野分布图

3. 固定野调强计划 图 7-68 为一例直肠癌患者的靶区横面图,红色 ROI 为 GTV,绿色 ROI 为 PTV。使用 CT 定位时三铅点位置设置参考点。结合 2D 和 3D 图像,如果参考点相对靶区位置比较合适,可将 ISO 点放在参考点同一位置;如果参考点不适合作为等中心点,通常的做法是自动生成靶区几何中心为 ISO 点,并根据实际情况看是否需要调整 ISO 点位置。如需调整,注意不要放在体表位置不平坦的地方,尽量只进行一维方向上的移床。

直肠癌 IMRT 计划设计时,一般采用 6MV X 线,射野方向应尽量避开膀胱和股骨头。如上述病例,射野方向如图 7-69 所示,7 个共面等分野,机架角度分别为 0°、52°、103°、155°、206°、258°、309°,射野权重均分。PTV 剂量为 1.8Gy,每周 5 次,45Gy/5 周。要求处方剂量包绕 95% 以上的靶区体积。在计划设计之前,可以自动生成或手动勾画一些 ROI 参与优化,提升计划质量。中关危及器官限量及计划中的优化参数见表 7-7 和表 7-8。

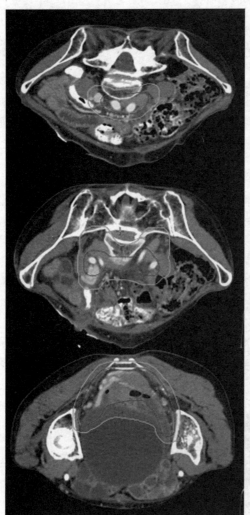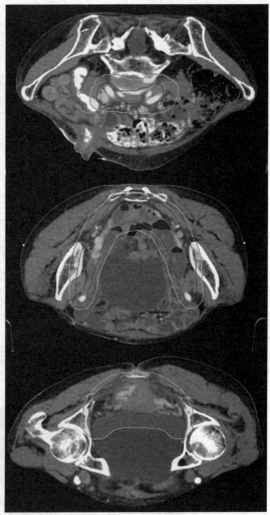

图 7-68 直肠癌靶区横断面示意图

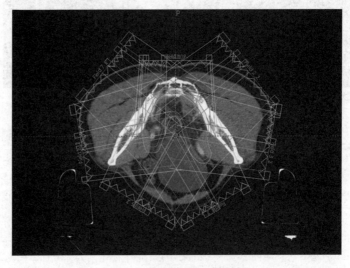

图 7-69 直肠癌调强计划射野

表 7-7　危及器官剂量限值

靶区及正常组织	剂量限值
PTV	$D_{95} > 50Gy$
膀胱	$V_{50} < 50\%$
股骨头	$V_{50} < 5\%$

表 7-8　处方剂量及危及器官剂量限定优化参数表

靶区或危及器官	优化参数	优化权重
PTV	$D_{10} < 47Gy$	200
	$D_{98} \geqslant 45.5Gy$	
膀胱	$V_{40} < 50\%$	80
	$D_{mean} = 32Gy$	100
股骨头	$V_{50} < 5\%$	80

该病例 IMRT 计划的计划评估包括 DVH 和剂量分布(表 7-9、表 7-10)。

表 7-9　DVH 评价

靶区及正常组织	剂量要求	是否达到要求
PTV	$D_{95} > 45Gy$	√
膀胱	$D_{mean} < 45Gy$	√
左侧股骨头	$D_{mean} < 30Gy$	√
右侧股骨头	$D_{mean} < 30Gy$	√

表 7-10　剂量分布图评价

要求	是否达到要求
处方剂量紧贴靶区	√
热点不落在靶区以外	√

扫一扫,测一测

（何侠　尹勇　巩贯忠）

第十三节　胰　腺　癌

一、放射治疗

（一）治疗原则

临床分期为Ⅰ、Ⅱ期的胰腺癌,应争取根治性切除,对于术后局部残留或者切缘阳性者,术后行放射治疗或者同步放化疗的综合治疗。局部晚期胰腺癌,可采用单独放射治疗,或者配合化疗,病变广泛者,应以姑息治疗为主,必要时可行局部放射治疗或介入治疗。

（二）放射治疗适应证

放射治疗主要用于不可手术的局部晚期胰腺癌,术后肿瘤残存或复发病例的综合治疗,以及晚期胰腺癌的姑息减症治疗。放疗前应争取做剖腹探查,目的是对胰腺癌变作活检,取得病理诊断;作胆管和/或胃肠道短路手术,缓解黄疸等症状,为放疗的进行创造必要的条件;在肿瘤周围做标记,供手术后放疗时定位用。

（三）靶区确定与勾画

采用 3D-CRT/IMRT 技术,照射野仅包括病变区或病变区和外周 1.0cm 的范围。可以进行区域淋巴结的预防照射,也可根据病期、患者的一般状况不做淋巴结预防照射。胰头肿瘤放疗时的淋巴结群包括胰十二指肠、肝门、腹腔及胰前淋巴结、整个十二指肠圈。胰体尾部肿瘤应包含胰十二指肠、肝门、胰前侧和脾门淋巴结。

GTV 包括原发肿瘤和转移的淋巴结。CTV 为 GTV 外扩 0.5~1.0cm 的区域。PTV 为 CTV 外扩 0.5~1.0cm 的区域。使用呼吸门控技术能减少 PTV 的外扩,有利于危及器官的保护。对于 SBRT 要求较小的外扩(0.2~0.5cm),PTV 不包括周围淋巴结区。采用 5~6 个野进行适形治疗。90% 的等剂量曲线覆盖 PTV。尽量避免传统 4 野(盒式照射、等分剂量)。靶区照射剂量 DT 45~50Gy,1.8~2.0Gy/d,5 次/周。姑息放疗 30~36Gy,单次剂量 2.4~3Gy。

（四）危及器官的确定与剂量限值

危及器官的勾画　肝脏、双肾、胃、小肠及扫描范围内的脊髓。脊髓最大限量≤45Gy,50% 肝脏平均受照射剂量≤30Gy,30% 双侧肾脏体积所受的照射剂量≤20Gy,胃最大剂量≤55Gy。

二、放疗计划设计

1. **精确放疗模拟定位**　患者在定位和治疗中采取仰卧位,双手抱头置于额前,利用真空体膜或热塑模体固定体位,采用 CT 增强扫描。对于呼吸移动幅度较大的患者可通过呼吸运动控制技术减少胰腺肿瘤靶区移位的风险,常用的呼吸运动控制技术包括呼吸门控技术、屏气训练、呼吸运动跟踪和腹部压迫等。

2. **三维适形计划设计**　放疗作为辅助手段或晚期胰腺癌的减症方法,一般使用 6MV 的 X 线能量照射。三维适形计划采用 4~7 个共面照射野,且所加照射野尽量避开肾脏。因胰腺所处的特殊解剖位置,受到胃十二指肠和肾脏的限制,所以三维适形计划的剂量分布应达到靶区内高剂量分布均匀,周围正常组织高剂量区域体积小的要求,即保证计划的适形性。如图 7-70 为例,PTV 采用分次剂量 2Gy,总剂量 40Gy,每周 5 次,40Gy/5 周。适形计划设计 5 个共面固定野照射,机架角度分别为 0°、50°、90°、175°和 280°。

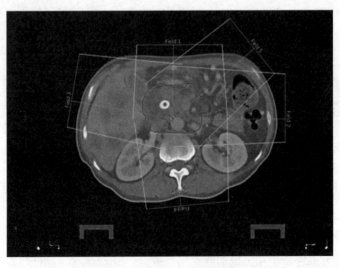

图 7-70　胰腺癌五野照射计划设计

3. 固定野调强计划　图 7-71 为一例胰腺癌靶区示意图,红色区域是 GTV,蓝色区域是 PTV。调强计划使用 6MV 高能 X 线,设计 7 个共面照射野,分别为 0°、50°、80°、160°、310°、280°和 200°,射野分布如图 7-72。PTV 单次照射剂量 2Gy,每周 5 次,总共照射 40Gy,GTV 单次剂量 2.5Gy,每周 5 次,总共照射剂量 50Gy。计划评估要求处方剂量包绕 95% 以上的靶区体积。预先设置辅助器官 PRV(全身去掉 PTV 外扩 5mm 的体积)。

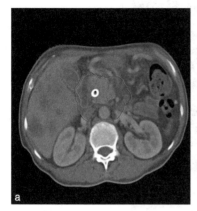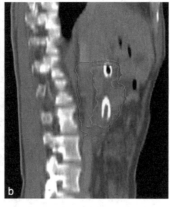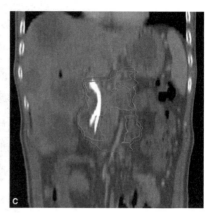

图 7-71　胰腺癌靶区示意图
a. 横断面;b. 矢状面;c. 冠状面。

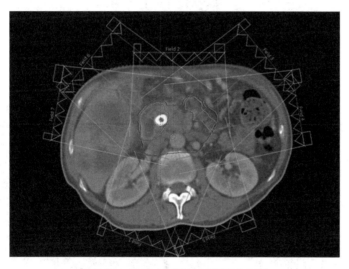

图 7-72　胰腺癌调强计划射野分布图

根据处方剂量及危及器官剂量限制设定优化参数(图 7-73)。初步优化以后再针对靶区中正常器官中剂量过高的区域设定限制条件(表 7-11),继续优化,可以改进计划质量。

表 7-11　优化参数及优化权重

靶区或危及器官	优化参数	优化权重
Avoid	$D_{max}<32Gy$	55

4. 容积调强计划设计　采用 6MVX 线,双弧照射,第一个弧机架角度从 181°顺时针旋转至 179°,小光栏 10°,治疗床 0°;第二个弧从 179°逆时针旋转至 181°,小光栏 350°,治疗床为 0°(图 7-74)。治疗计划的处方为 GTV2.5Gy/次,PTV2.0Gy/次,5 次/周,50Gy/40Gy/5 周优化参数与调强的相同。

容积调强计划的优化过程分为四步,通过对靶区剂量和危及器官剂量的调节,使每一步优化阶段达到满意,最终要求靶区 95% 的相对体积达到 100% 的处方剂量。

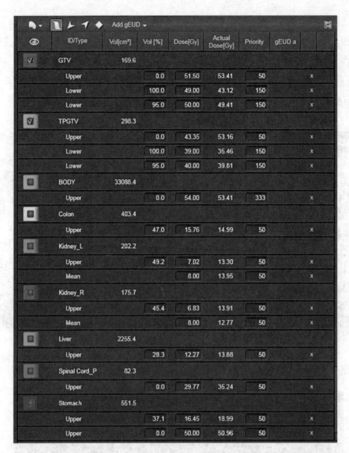

ID/Type	Vol[cm³]	Vol [%]	Dose[Gy]	Actual Dose[Gy]	Priority	gEUD a
GTV	169.6					
Upper		0.0	51.50	53.41	50	x
Lower		100.0	49.00	43.12	150	x
Lower		95.0	50.00	49.41	150	x
TPGTV	298.3					
Upper		0.0	43.35	53.16	50	x
Lower		100.0	39.00	35.46	150	x
Lower		95.0	40.00	39.81	150	x
BODY	33088.4					
Upper		0.0	54.00	53.41	333	x
Colon	403.4					
Upper		47.0	15.76	14.99	50	x
Kidney_L	202.2					
Upper		49.2	7.02	13.30	50	x
Mean			8.00	13.95	50	x
Kidney_R	175.7					
Upper		45.4	6.83	13.91	50	x
Mean			8.00	12.77	50	x
Liver	2255.4					
Upper		28.3	12.27	13.88	50	x
Spinal Cord_P	82.3					
Upper		0.0	29.77	35.24	50	x
Stomach	551.5					
Upper		37.1	16.45	18.99	50	x
Upper		0.0	50.00	50.96	50	x

图 7-73 胰腺癌调强计划优化参数

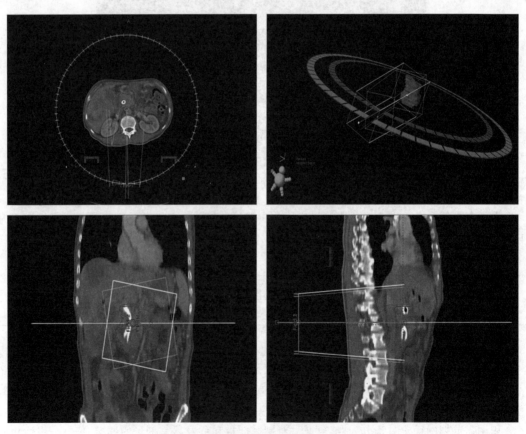

图 7-74 胰腺癌容积调强计划射野示意图

扫一扫,测一测

（何侠　翟振宇）

第十四节　肝　癌

一、放射治疗

（一）适应证及治疗原则

对可切除的病灶,应首先手术切除,并充分利用多学科综合治疗的手段,争取得到最佳的疗效;对因内科疾病不能手术切除或拒绝手术的早中期病灶,可考虑局部放疗,特别是 SBRT;对中晚期病例或复发病灶,采用放疗、肝动脉化疗栓塞术(TACE)或肝动脉灌注化疗或全身化疗等联合,提高疗效;晚期伴有远处转移的肝癌病例,放疗可达到姑息减症的目的,提高生活质量、延长生存期。

放疗指征包括:①一般情况好,如 KPS≥70 分,肝功能 Child-Pugh A 级,单个病灶。②手术后有残留病灶者。③需要肝脏局部肿瘤处理,否则会产生严重并发症,如肝门梗阻,门静脉和肝静脉的瘤栓。④远处转移灶的姑息治疗,如淋巴结转移、肾上腺转移及骨转移时,可以减轻患者的症状,改善生活质量。

（二）靶区确定与勾画

GTV 是指临床检查和影像学资料显示的临床肿瘤灶,应尽量参考多种影像学资料。CTV 在 GTV 基础上扩大一定区域(GTV 外放 0.5~1cm),包括 GTV 周边的亚临床灶及预计可能出现亚临床播散的区域;肝细胞肝癌出现淋巴引流区转移相对少见,CTV 一般不包括淋巴引流区,对已出现淋巴结转移的患者,CTV 应包括其所在的淋巴引流区。PTV:CTV+0.5~1cm 周围肝组织+肝的呼吸动度(头脚方向 1~2cm)。

（三）危及器官的确定与剂量限值

肝癌放疗中剂量限制的主要危及器官包括肝脏(非靶区部分)、双肾、胃、小肠及扫描范围内的脊髓等。剂量限值:脊髓≤40Gy,胃≤40Gy,50% 小肠照射剂量小于 15~20Gy,30% 双侧肾脏照射剂量≤20Gy。

一般认为,正常肝脏的安全放射耐受量在常规剂量分割条件下:全肝为 30~35Gy,2/3 肝为 45~47Gy,1/3 肝可高达 70~90Gy。Pan 等提出,使放射性肝病(RILD)发生率≤5% 的肝脏照射剂量限定指南如下:

1. 缓解症状的全肝照射剂量

（1）肝转移≤30Gy,分割剂量为 2Gy。21Gy 分割成 3Gy×7 次。

（2）原发性肝癌≤28Gy,分割剂量为 2Gy。21Gy 分割成 3Gy×7 次。

2. 治疗性部分肝放疗(标准分割)

正常肝组织平均照射剂量(除去全部肿物的肝体积)为:

（1）原发性肝癌照射剂量<28Gy,分割剂量为 2Gy。

（2）肝转移癌照射剂量<30Gy,分割剂量为 2Gy。

3. SBRT 放疗剂量推荐(分割为 3~6 次)　正常肝组织平均照射剂量(除去全部肿物的肝体积)为:

（1）原发性肝癌照射剂量<13Gy,分割为 3 次。

（2）原发性肝癌照射剂量<18Gy,分割为 6 次。

（3）肝转移灶照射剂量<15Gy,分割为 3 次。

（4）肝转移灶照射剂量<20Gy,分割为 6 次。

（5）原发性肝癌照射剂量<6Gy,Child B 级,分割剂量为 4~6Gy(典型或不典型的 RILD)以模型为基础临界体积。

（6）正常≥700ml的肝脏可接受≤15Gy的照射量,分割为3~5次。

（四）放疗技术方案

外照射放疗适用于肝脏几乎所有位置的肿瘤,推荐进行 SBRT,可作为消融/TACE 等治疗手段的替代方案或上述治疗失败后的选择,或消融/TACE 禁忌证患者的选择。但对于邻近胃肠的肝脏肿瘤,需谨慎使用 SBRT,此类患者发生胃肠道损伤的风险较高。

已有的临床经验表明,大分割照射,如每次 5Gy,每周照射 3 次,总剂量 50Gy,对肿瘤的杀灭效应强,但是对正常肝脏的放射损伤也大。常规分割放射,如 2Gy/次,每日 1 次,每周照射 5 次,总剂量 50~62Gy,正常肝脏的耐受性好,对肿瘤也有明显的抑制。

呼吸运动是导致肝脏肿瘤在放疗过程中出现位移和形变的主要原因,器官运动引起 CTV 内边界位置变化称之为 ITV,多种技术可用于控制以上运动变化。常用技术包括门控技术、实时追踪技术、呼吸控制技术和4DCT 技术等。在剑突与脐连线的上半部进行腹部加压,可有效减少肝脏呼吸动度。

二、放疗计划设计

（一）常规放疗

目前肝癌原发灶放疗不推荐采用常规放疗技术。转移灶如骨转移、脑转移的放疗参见相关章节。

（二）精确放疗

1. 模拟定位　在三维激光灯下,使用真空体模袋对肝癌治疗区固定体位后,行 CT 模拟定位,采用强化扫描模式进行肿瘤靶区的确定,必要时可以辅以 MRI 扫描,应用 CT-MRI 融合技术,CT 和 MRI 扫描层厚和间距均设定为 3~5mm。自主呼吸控制技术（ABC）/呼吸门控技术（RPM）和四维 CT（4D-CT）技术等呼吸运动控制技术对于可以耐受的患者应首选使用。

2. 三维适形计划　受呼吸影响,肝靶区的移动度可达到 3cm,采用呼吸同步化技术可缩小 PTV 体积、减少靶区周围正常组织的照射体积剂量。定位扫描要求全肝必须扫描以便准确评估肝的受量。早期肝癌的根治性放疗,射野设计一般采用 6MVX 线,5 个共面适形野照射,亦可根据病灶的位置增加射野个数或采用非共面的照射技术。如图 7-75 为肝癌靶区示意图,保持就近射野原则,尽量避免从病变对侧照射。PTV 剂量为 2Gy,每周 5 次,56Gy/6 周。射野角度为 0°、40°、140°、200°、280°,靶区内剂量分布要均匀,靶区内剂量梯度要求<15%。危及器官如脊髓、胃肠道的剂量应小于其耐受量。正常肝组织受照体积剂量在估计可耐受范围内。

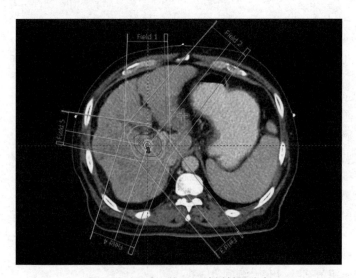

图 7-75　肝癌三维适形计划射野分布

3. 固定野调强计划　图 7-76 所示为肝癌病例靶区横断面,红色 ROI 为 GTV,绿色 ROI 为 PTV。使用 CT 定位时三铅点位置设定初始标记点。结合 2D 和 3D 图像,如果参考点相对靶区位置比较合适,可将 ISO 点放在参考点同一位置;如果参考点不适合作为等中心点,通常的做法是自动生成靶区几何中心为 ISO 点,并根据实际情况看是否需要调整 ISO 点位置。如需调整,注意不要放在体表位置不

笔记

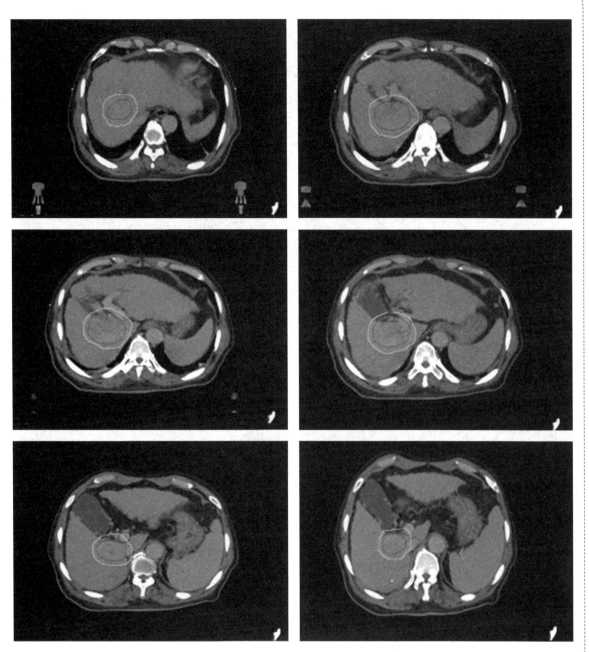

图 7-76 肝癌靶区横断面

平坦的地方,尽量只进行一维方向上的移床。

设野方案采用 6MV X 线,5 个共面等间距射野,机架角度分别为 135°、180°、220°、270°、330°,尽量避免对侧距离靶区比较远的射野,射野权重均分。PTV 剂量为 2Gy,每周 5 次,处方剂量 60Gy。要求处方剂量包绕 95% 以上的靶区体积。根据处方剂量及危及器官剂量限制,设定优化参数,见图 7-77 和表 7-12。在设定优化条件之前,可以自动生成或手动勾画一些 ROI 参与优化,提升计划质量。

表 7-12 处方剂量及危及器官剂量限定优化参数表

靶区或危及器官	优化参数	优化权重
PTV	$D_{10}<66Gy$	200
	$D_{98}\geqslant60Gy$	
双侧肾	$V_{20}<30\%$	200
脊髓	$D_{max}<38Gy$	200
肝脏(liver-PTV)	$D_{mean}<15Gy$	200

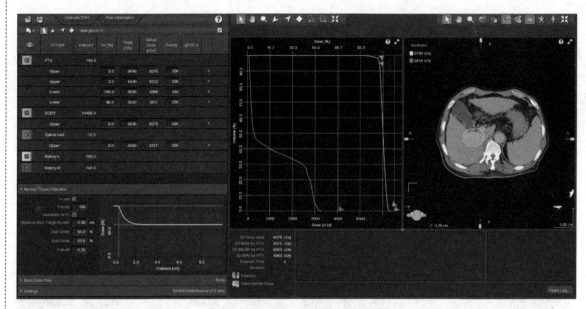

图 7-77 计划优化条件及设置

计划结果如图 7-78 所示,分别显示横断面、矢状面、冠状面的剂量分布。计划评估内容包括 DVH 和剂量分布等,见图 7-79、表 7-13 和表 7-14。

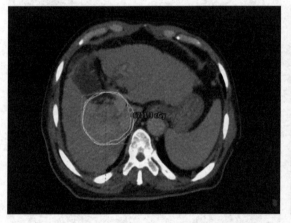
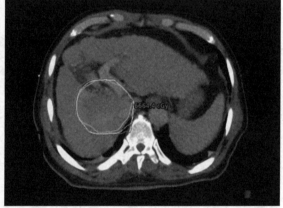

图 7-78 肝癌 IMRT 计划剂量分布示意图

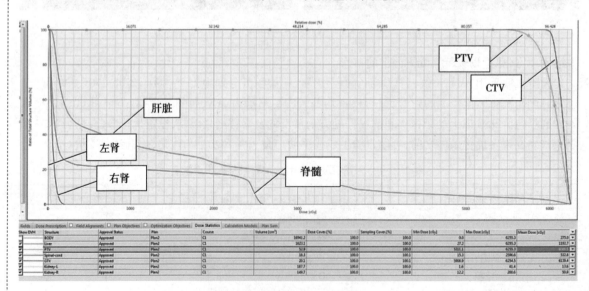

图 7-79 肝癌 IMRT 计划 DVH 图

表 7-13 DVH 评价

靶区及正常组织	剂量要求	是否达到要求
PTV	$D_{95}>60Gy$	√
脊髓	$D_{max}<45Gy$	√
左肾	$V_{20}<30\%$	√
右肾	$V_{20}<30\%$	√

表 7-14 剂量分布图评价

要求	是否达到要求
处方剂量紧贴靶区	√
热点不落在靶区以外	√

4. 容积调强计划 针对同一肝癌病例,可采用 6MV X 线双半弧照射。第一个半弧机架自 181°,顺时针旋转至 0°,机头角度为 15°,床角为 0°;第二个半弧机架自 0°,逆时针旋转至 181°,机头角度为 345°(图 7-80),优化参数与前面所述调强方式的优化参数相同。优化过程为第一至三步主要优化危及器官剂量,第四至五步主要优化提高靶区剂量,通过对靶区剂量和危及器官剂量的微调节,使得每一优化阶段达到满意为止,要求处方剂量包绕 95% 以上的靶区体积。

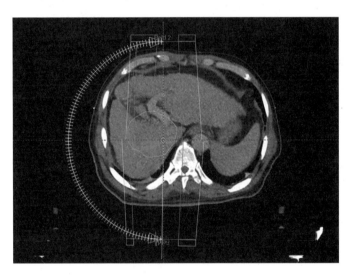

图 7-80 肝癌容积调强计划射野示意图

扫一扫,测一测

（尹勇 巩贯忠 吴君心）

第十五节 前 列 腺 癌

一、放射治疗

（一）适应证及治疗原则

对于病变较局限、无明显周围组织侵犯且无远处转移的前列腺癌患者,可行根治性放射治疗。行手术探查而未行切除或术后局部复发患者,周围组织已有广泛浸润或有远处转移且病灶局限于1~2个部位,可行姑息性放射治疗。对已行姑息性放疗的患者可根据患者的一般状况、KPS评分及治疗效果,也可将姑息性放疗转化为根治性放疗。晚期患者可给予局部或远处转移的病灶姑息性放疗,达到减轻痛苦、提高生活质量、缓解病情的作用。

（二）靶区确定与勾画

GTV指通过临床检查、CT或其他影像学检查发现的大体肿瘤。靶区包括整个前列腺及其包膜。CTV指GTV加上可能受侵的亚临床病灶。低危患者CTV为前列腺;中、高危患者为前列腺加上精囊。盆腔淋巴结预防照射可改善无病生存率,对于淋巴结转移可能性>15%,或者T_{2C-4}期并且Gleason评分≥6的局限期前列腺癌患者可考虑盆腔引流区(髂内、髂外和髂总)预防照射。

PTV:直肠和膀胱的充盈状态、呼吸运动和治疗体位可影响前列腺的位置,变动范围在0.5~1.5cm左右。前列腺和精囊:CTV外放,后方为5mm,其他方向为10mm。盆腔淋巴引流区:CTV外放,头脚方向为10mm,前后左右为7~10mm。但总剂量较大时外扩可适当减少,特别注意缩小直肠一侧范围。

（三）危及器官的确定与勾画

危及器官包括直肠、膀胱、双侧股骨头、小肠。正常组织耐受剂量要求50%的膀胱<50~60Gy,50%的直肠<50~60Gy,接受>70Gy照射的直肠体积<75%,95%的股骨头<50Gy,避免高剂量照射点在直肠壁。

（四）放射治疗技术方案

1. 根治性放疗

（1）外照射 低危患者不需接受盆腔淋巴结照射或雄激素阻断治疗。应用三维适形放疗或调强适形放疗技术,可提高肿瘤照射剂量至76~80Gy,更有效地保护周围正常组织。分割照射剂量可采用常规分割照射,或高剂量分割照射(DT 2.5~2.8Gy/次)。局部晚期前列腺癌应给予较高的照射剂量。如做全盆腔照射,照射剂量为45~50Gy/5周,然后缩野照射前列腺,补量25~30Gy。

（2）近距离放疗

1）对低危患者,可采用单纯的放射性粒子植入近距离治疗。

2）对中度危险者,采用近距离治疗+外照射(40~50Gy)+新辅助或同期或辅助雄激素阻断治疗4~6个月。

3）对高危患者,不主张放射性粒子植入近距离治疗,但部分患者近距离治疗+外照射+雄激素阻断,可能有效。对于肿瘤过大或过小,膀胱出口梗阻,或曾行经尿道前列腺手术等使得近距离治疗困难的患者,可采用新辅助+雄激素阻断治疗,待缩小肿瘤后再行近距离治疗。粒子植入治疗后需进行计量学评估,单纯近距离治疗的剂量推荐:碘-125,145Gy;钯-103,125Gy。若在外照射40~50Gy后补量照射,碘-125,110Gy;钯-103,100Gy。

2. 姑息性放疗

（1）非脊柱骨转移,可采用一次性8Gy或30Gy/10次姑息治疗。

（2）广泛骨转移患者,可采用放射性核素锶-89、钐-153姑息治疗。

患者体位采取仰卧位或俯卧位,体模固定。体表标记前列腺中心点,通常位于体中线耻骨联合上缘下1cm。模拟定位片从L_5~S_1至坐骨结节下1cm。前列腺照射野采用前后野和两侧野四野照射,避开直肠后壁。盆腔照射野采用前后野和两侧野四野照射,使用整体挡铅。常规外照射计划为四野等中心照射,每日1.8~2.0Gy,每天照射四野,总剂量65~70Gy/7~8周。做全盆照射,剂量为45~50Gy/5周,然后缩野照射前列腺,补量20~25Gy。常规照射时,受正常组织的照射限制,前列腺的剂量通常不超过70Gy。

二、放疗计划

（一）精确放疗模拟定位

治疗体位采取仰卧位或俯卧位,体模固定。研究发现仰卧位时器官的运动明显小于俯卧位,因此更适宜选择仰卧位。在体模固定后行CT扫描,扫描范围为真骨盆上下5cm,层间距5mm,对于早期体积较大的肿瘤建议用更小的层厚及层间距,必要时辅以MRI扫描。

（二）精确三维放疗计划

1. 三维适形计划 前列腺癌照射剂量不足是造成放疗失败的主要原因。提高照射剂量可造成邻近正常器官（膀胱和直肠）的放射损伤问题。高度精确的三维适形调强放疗技术可以达到对靶体积的准确高剂量照射,在保护正常器官的同时减少肿瘤的遗漏。病例如图 7-81 所示,CTV 剂量 2Gy,每周 5次,70Gy/5 周。等中心放在靶区中心处。勾画直肠、膀胱、小肠和骨髓等危及器官。设野方案一般设 5~6 个野,可用 1 前野 4 个斜对穿野或间隔 60°布 6 个野。各种剂量分布各有优缺点,应视不同患者的靶区范围和形状作选择。5 野和 6 野计划可根据肿瘤走向适当调节射野方向（图 7-82）。在权重均分的基础上可以适当降低前后野权重,尽量减少直肠、膀胱的受量。

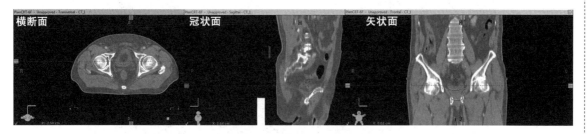

图 7-81 前列腺癌靶区示意图

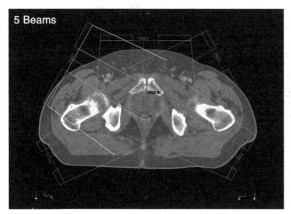
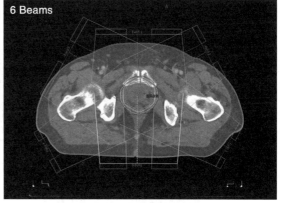

图 7-82 前列腺癌 5 野和 6 野照射计划设计

2. 固定野调强计划 设野方案一般采用 6MV X 线,9 个射野（图 7-83）。40°为间隔等角度分布。角度分别为 0°、40°、80°、120°、160°、200°、240°、280°和 320°,射野权重均分。PTV 剂量 2Gy,

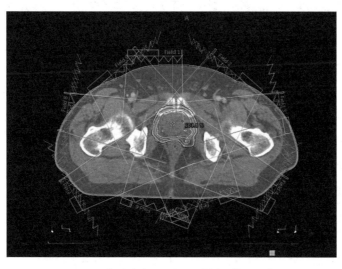

图 7-83 前列腺癌 9 野调强计划照射野示意图

每周 5 次,70Gy/5 周。为保证定义结构(靶区、OAR、造口/伤口、瘢痕等)之外的区域出现剂量散漫无序或剂量跌落,优化参数除了涵盖靶区、危及器官等目标外,还应该涉及一定的辅助器官并对之进行剂量限制。在设置优化条件之前预先设置辅助器官 ring(环厚为 0.5cm,与 PTV 边缘间隔 0.5cm 的体积范围)。

根据处方剂量及危及器官剂量限制设定优化参数(图 7-84),在计划系统中实际设置的优化参数可在此基础上提高要求。如果严格按照处方给定方案进行优化,转换为最终实际剂量分布时,会与处方要求存在一定差异。

☑ CTV_High_T	767.4					
Upper		0.0	47.80	57.67	40	x
Upper		0.0	52.74	57.67	70	x
Lower		100.0	45.50	42.95	150	x
☑ PGTV1	97.4					
Upper		0.0	55.83	57.44	180	x
Lower		100.0	54.18	52.52	150	x
☐ Avoidance	12.6					
Upper		1.8	43.47	48.24	50	x
☑ BODY	43042.4					
Upper		0.0	57.53	57.75	333	x
☑ Femoral Bone_L	79.0					
Upper		29.5	19.18	20.92	50	x
☑ Femoral Bone_R	71.9					
Upper		31.4	16.93	18.98	50	x
☐ NS_Ring	324.1					
Upper		0.0	43.01	53.43	50	x
Upper		32.3	36.08	35.76	50	x
☐ NS_Ring_R	23.3					
Upper		2.2	39.00	41.92	70	x
☐ NS_Ring1	1590.1					
Upper		0.0	37.35	45.99	80	x
Upper		28.6	29.09	32.39	60	x
☐ NS_Ring1000	746.7					
Upper		0.0	47.52	55.03	90	x

图 7-84　前列腺癌调强计划优化参数

在优化 DVH 中设定好优化参数,初步优化以后根据剂量线分布再对正常组织中剂量过高的区域进行修改。勾画相应区域对其设定限制条件($D_{max}<30\sim40Gy$,权重 $30\sim50$),继续优化,改进计划质量。

3. 容积调强计划　前列腺癌的容积调强计划设计流程与逆向调强计划相同,一般采用单弧或双弧旋转射野,照射野的最高剂量率设定为 600MU/min。此病例设野方案采用 6MV X 线双弧照射。第一个弧机架自 181° 顺时针旋转至 179°,机头角度为 15°,床角为 0°(图 7-85),第二个弧方向相反。PTV 剂量 2Gy,每周 5 次,50Gy/5 周。要求处方剂量包绕 95% 以上的靶区体积。优化目标和调强放疗计划中相同,其优化过程分为 4 个阶段,靶区及危及器官的优化参数设置及调整主要在第一和第二阶段完成。

近年来容积调强在前列腺癌放射实践中应用日益广泛,无论是常规放疗还是同步推量放疗均可体现较好的剂量学和照射时间优势,其临床效果正在总结中。

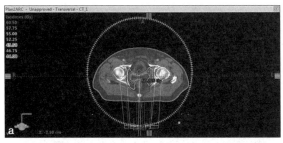
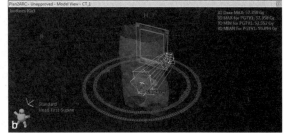
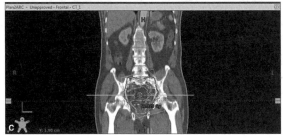
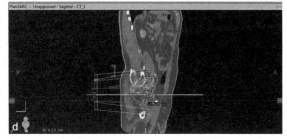

图 7-85 前列腺癌容积调强计划射野分布图
a.横断面;b.机架旋转图;c.冠状面;d.矢状面。

扫一扫,测一测

（何侠 翟振宇 吴君心）

第十六节 宫 颈 癌

一、放射治疗

（一）适应证及治疗原则

根据临床分期、患者年龄、生育要求、全身情况、医疗条件等综合考虑制定个体化治疗方案。采用以手术和放疗为主、化疗为辅的综合治疗方案。放射治疗是宫颈癌的主要治疗手段,适用范围广,各期均可使用,疗效好,总的 5 年生存率已达 50%~60% 以上。

根治性放疗以腔内照射配合体外照射的方法最为普遍,腔内照射主要照射宫颈癌的原发区域,体外照射主要照射宫颈癌的盆腔蔓延和转移区域。术前放疗采用体外照射辅以腔内放疗,适应于:①宫颈较大的外生型肿瘤。②Ⅱa 期阴道侵犯较多。③黏液腺癌、鳞液癌、透明细胞癌。④病理分级Ⅲ级以上,剂量给予腔内放疗全量的 1/3~1/2。于放疗完成后 4~6 周内手术。术后放疗主要采用体外照射,适用于:①盆腔或腹主动脉旁淋巴结转移。②血管及淋巴管有癌栓及手术不彻底者,剂量给予 40Gy。由于手术造成解剖的变异及组织粘连给术后放疗增加了困难,放疗前应进行消化道造影,以了解肿瘤与周围器官尤其是和肠道的关系,可于手术后 2 周进行。晚期患者即使达不到根治性治疗姑息疗效也好。有下列情况之一者为禁忌:①骨髓抑制:周围血白细胞总数 $<3\times10^9/L$,血小板 $<7\times10^9/L$ 者。②急性或亚急性盆腔炎症未获控制者。③肿瘤广泛转移、恶病质、发生尿毒症者。④急性肝炎、精神病发作期、严重心血管疾患未获控制者。

（二）靶区确定与勾画

GTV 包括宫颈肿瘤原发灶、盆腔转移淋巴结。盆腔 CT 软组织的分辨率较差,MRI 弥补了这一缺陷,T2 加权像能较好地提供宫旁组织的浸润,与病理学的吻合率 100%。结合 CT 与 MRI 图像,有利于 GTV 的准确勾画。目前认为影像学上,淋巴结短径 ≥10mm 或成簇存在时,认为是盆腔转移的淋巴结。鉴于子宫颈癌分期主要依照临床检查,GTV 的确定不能完全依赖影像学检查,而必须要结合妇科检查明确阴道及盆腔韧带是否受侵。

CTV 包括 GTV、宫颈、宫体、宫旁、阴道、髂总、髂内、髂外、闭孔、骶前淋巴结引流区。勾画整个宫颈及宫体。阴道受侵时,勾画到肿瘤下界2~3cm;若阴道未受侵,直接勾画正常阴道3cm。勾画宫旁组织时,若宫骶韧带受累需将整个宫骶韧带全部包括在内,此时直肠系膜淋巴结及直肠周围淋巴结都应勾画在内,FIGO Ⅲb 期以上及广泛淋巴结转移患者也应将直肠周围淋巴结都应勾画在内,宫旁靶区常跟髂淋巴结区尤其闭孔区相重叠。盆腔淋巴引流区主要包括髂总、髂内、髂外、闭孔、骶前淋巴引流区。髂总和髂外淋巴结引流区的勾画,均匀外扩7mm后根据需要调整;髂内淋巴引流区的勾画包括髂内淋巴引流区;闭孔淋巴引流区的勾画包括闭孔淋巴引流区。

PTV 包括 CTV、患者器官运动、日常摆位误差及治疗中靶位置靶体积变化等因素引起的扩大照射的组织范围,应考虑直肠膀胱的充盈状态对 PTV 的影响。

目前,对器官运动,摆位误差导致的 PTV 外放尚没有统一的标准。通常子宫体、宫颈 PTV,在 CTV 上外放 15~20mm,淋巴结 PTV 主要考虑摆位误差,在 CTV 上外放 7~10mm。

（三）危及器官的确定与勾画

小肠上界是 PTV 上2个层面;下界是 PTV 下2个层面(当 PTV 下没有小肠时,不勾画)。勾画要点是整个腹膜腔,除了淋巴结、肌肉组织、其他 OAR。

直肠上界:骶2~3间隙或移行为乙状结肠处;下界:耻骨联合。勾画要点是直肠或按实质器官勾画下缘或肛门口上3~4cm。要求 PTV 外扩:PTV=CTV+15mm(宫颈)+10mm(子宫)+7mm(其余)。

骨髓包括3部分,髂骨,从髂嵴到股骨头上缘;腰骶区;下份骨盆,包括近端股骨。

其他包括股骨头、射野内全部的盆骨、膀胱、脊髓和双肾等。

（四）放射治疗技术方案

宫颈癌的放疗包括腔内放疗和体外放疗两部分,二者相辅相成可达到理想的剂量分布。

1. 腔内照射 将密封的放射源直接放入人体的天然腔内(如子宫腔、阴道等)为腔内照射。腔内放疗是对肿瘤原发区放疗,照射有效范围包括宫颈、阴道、宫体、宫旁三角区。腔内放疗为决定放疗剂量并观察临床效果,通常在宫旁组织部位规定两个解剖点:A 点、B 点。

A 点的位置位于宫腔源末端(宫口水平)上2cm,子宫中轴外侧2cm,相当于输尿管和子宫动脉分叉处,A 点的剂量代表宫颈旁三角区的剂量。B 点位于 A 点外3cm,B 点代表周围组织及盆腔淋巴结剂量。

三维图像引导的近距离放疗是借助患者的 CT/MR 影像勾画肿瘤及其邻近的重要器官,勾画适源器,据此优化肿瘤靶区的剂量,降低正常组织的剂量。

剂量优化是设计宫颈癌宫内放疗计划的核心工作。基于 CT/MR 图像引导放疗,可以让医生从三维空间观察肿瘤及其周围的重要器官,从三维方向优化剂量分布。逆向优化算法可以提高优化剂量分布的效率。基于 CT/MR 三维图像引导近距离放疗可使靶区获得很好的剂量覆盖,利用剂量体积直方图,医生可以得到除 A 点剂量之外的许多剂量参数,如高风险临床靶区(high-risk clinical target volume,HR-CTV)的 D100(100%肿瘤体积接受的放疗剂量)、D90,膀胱的 D2cc 和直肠的 D2cc 等。基于磁共振图像引导,在优化宫颈癌病灶区的剂量和减少重要的正常组织受量方面较传统二维腔内放疗技术具有明显优势,特别是在病灶较小的情况。

2. 体外放疗 用 ^{60}Co 远距离治疗机或加速器进行盆腔外垂直照射,与腔内照射互相补充。照射方式有:盆腔前后双野全盆腔照射;盆腔4野照射;多野等中心照射。

二、放疗计划设计

（一）常规放疗

常见的二维放疗照射野面积如为全盆腔照射,则为(15~18)cm×(13~15)cm(宽×长),上界相当于第4~5腰椎水平,下界为耻骨联合上缘下4~5cm,外界为股骨头中线。此照射野包括髂总下、髂内、髂外、闭孔及骶前淋巴结群,若为4野照射,可于全盆腔照射野中央挡(3~4)cm×(13~15)cm 铅块。

（二）精确三维放疗

1. 固定野调强计划 针对同一例患者,设野方案一般采用 6MV X 线,9个射野,等角度分布。角度分别为0°、40°、80°、120°、160°、200°、240°、280°和320°(图7-86)。PTV 剂量 1.9Gy,每周5次,共照

笔记

射 47.5Gy，要求处方剂量包绕 95% 以上的靶区体积。在 IMRT 计划设计时，可添加辅助器官（avoidance）或对靶区设环（ring）并进行剂量限制，有助于获得较好的靶区适形度和剂量跌落。在此病例中，设置优化条件之前预先勾画辅助器官（距离 PTV 5~7mm 的体积范围），或者 PTV 外设环。

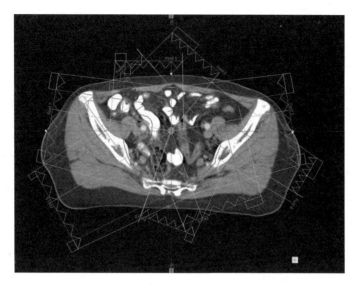

图 7-86　宫颈癌术后淋巴引流区调强计划射野分布图

根据处方剂量及危及器官剂量限制设定优化参数（图 7-87），可在这基础上适当调整优化参数。根据经验，在计划系统中实际设置的优化参数可在危及器官限量的基础上提高要求。如果严格按照处方剂量及危及器官剂量限制给定参数进行优化，最终优化结果会与处方要求存在一定差异，甚至部

👁	ID/Type	Vol[cm³]	Vol [%]	Dose[Gy]	Actual Dose[Gy]	Priority	gEUD a	
☑	PCTV1	1227.1						
	Upper	0.0	0.0	48.20	50.38	50	x	
	Lower	1227.1	100.0	46.80	45.49	150	x	
☑	Avoidance	16.6						
	Upper	0.0	0.2	36.53	38.24	50	x	
☑	Bladder, NOS	131.5						
	Upper	80.8	61.5	38.11	41.97	50	x	
☑	BODY	25909.8						
	Upper	0.0	0.0	49.35	50.38	333	x	
☑	Dose 105[%]	1.2						
	Upper	0.0	0.0	48.82	49.57	50	x	
☑	intestine	1426.5						
	Upper	639.5	44.8	32.43	35.70	50	x	
☑	NS_Ring	1037.2						
	Upper	502.5	48.4	34.17	35.86	50	x	
	Upper	0.0	0.0	41.37	48.68	50	x	
☑	NS_Ring1	1458.7						
	Upper	6.5	0.4	33.97	36.47	50	x	
	Upper	677.7	46.5	26.80	28.66	50	x	
☑	rectum	38.2						
	Upper	20.7	54.2	36.64	38.95	50		

图 7-87　宫颈癌术后淋巴引流区调强计划优化参数

分 OAR 超过了剂量限值。

在优化 DVH 中设定好优化参数,初步优化以后根据剂量线分布,针对正常组织中或邻近正常组织 5mm 以内范围内剂量高于处方剂量 5% 的区域(Dose 105[%]),继续增加限制条件,再优化,改进计划质量,优化前后的剂量分布对比见图 7-88。

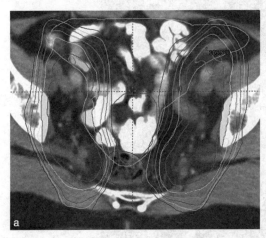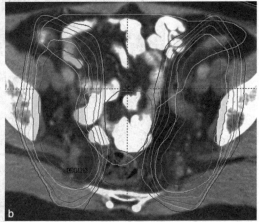

图 7-88 高剂量区优化前后的剂量分布对比
a. 优化前;b. 优化后。

经过上述步骤的反复优化后,如果正常组织中仍有剂量过高区域,可以通过手动调节子野束流强度消除高剂量区域,调节时要选择跳数小和适当的射野方向,尽量减少这些区域的体积。如果 PTV 与危及器官存在重叠区域,则根据医嘱可以允许 PTV 在重叠区域内欠量,视情况调整 PTV,或者降低危及器官受量要求。危及器官的受量如果已达到设置的优化条件也可将优化条件再继续降低,以满足靶区剂量的前提下尽可能地降低危及器官受量。可对不同的计划优化结果进行比较,直到达到满意的剂量分布和危及器官受量。

2. 容积调强计划 宫颈癌全盆腔容积调强计划设计时,设野方案一般采用 6MV X 线双弧照射。第一个弧机架自 181°顺时针旋转至 179°,机头角度为 30°,床角为 0°;第二个弧机架自 179°逆时针旋转至 181°,机头角度为 330°,床角为 0°(图 7-89)。PTV 剂量 1.8~2Gy,每周 5 次,共照射 47.5Gy,要求

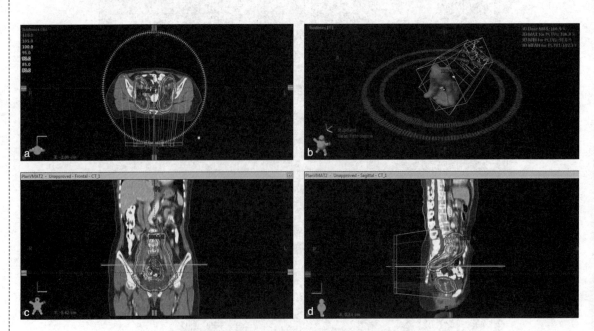

图 7-89 宫颈癌术后容积调强计划射野分布图
a:横断面;b:机架旋转图;c:冠状面;d:矢状面图。

处方剂量包绕95%以上的靶区体积。优化目标和调强放疗计划中相同,分别调整危及器官及靶区的权重,使优化结果更接近优化目标。

容积调强技术通过联合动态 MLC 技术配合机架旋转可在短时间内完成与 IMRT 相当的剂量分布。盆腔淋巴引流区具有走行距离长、分布范围广、形状不规则、比邻近组织对射线较为敏感等特点,采用 IMRT 和双弧照射在靶区剂量覆盖和危及器官保护方面均优于单弧照射。另外,双弧照射可产生与 IMRT 计划相当的剂量分布,这与二者子野数多与单弧照射有关,子野数越多放射剂量调节机会越多,进而束流强度调整能力越强,可得到适形度更高的剂量分布。具有潜在的提升靶区剂量,降低 OAR 受量的能力。

扫一扫,测一测

（何侠　翟振宇）

第十七节　恶性淋巴瘤

一、霍奇金淋巴瘤放射治疗

（一）放射治疗适应证及治疗原则

霍奇金淋巴瘤(Hodgkin's lymphoma,HL)的治疗原则从根治性放疗逐步演变成为综合治疗。早期 HL 综合治疗,侧重于寻找有效且低毒的化疗方案,减少化疗周期,并降低放疗照射剂量和照射靶区范围。晚期(Ⅲ/Ⅳ期)HL 的治疗以化疗为主,放疗主要应用于化疗前大肿块或化疗后残存肿瘤。

预后好和预后不良的早期 HL 的治疗原则见表 7-15。建议做短程化疗加受累野、受累部位或受累淋巴结低剂量照射。预后良好型早期 HL 建议 2~4 个周期 ABVD 方案化疗+20Gy IF、IS 或 IN 照射;预后不良型早期 HL 建议 4~6 个周期 ABVD 化疗+30Gy IF 或 IN 照射,不建议做单纯化疗或者单纯放疗;对无法耐受或抗拒化疗的早期 HL 建议根治性放疗,采用扩大野和根治剂量放疗。

表 7-15　HL 首程治疗规范性指导原则

预后分组	分期和定义	治疗建议
结节性淋巴细胞为主型	ⅠA 上颈部	单纯放疗(扩大野或受累野)
预后好早期 HL	临床Ⅰ~Ⅱ期,无预后不良因素	2 周期 ABVD 化疗+受累部位或受累淋巴结照射(20Gy)
预后不良早期 HL	临床Ⅰ~Ⅱ期,有预后不良因素	4 周期 ABVD 或 4 周期 ABVD/BEACOPP 交替+受累野或受累淋巴结照射(30Gy)
晚期 HL	临床Ⅳ~Ⅳ期	6~8 周期 ABVD 或 BEACOPP 化疗±放疗(20~40Gy),化疗后 PET-CT 有肿瘤残存行放疗

HL 的化疗后放疗,非巨块(Ⅰ~Ⅱ期)给予 20~30Gy(ABVD 方案化疗后)或 30Gy(Stanford V 方案化疗后)。非巨块(ⅠB~ⅡB 期)30~36Gy;巨块部位(所有期别):30~36Gy。

单纯放疗时(用于 LPHL,其他类型少用),受累区剂量 30~36Gy(LPHL 只需 30Gy);未累及区给予 25~30Gy。

对于非巨块Ⅰ~ⅡA 期 HL,血沉(ESR)<50、无结外病变、只有 1~2 个淋巴引流区受侵,ABVD 2 周期后放疗剂量 20Gy 足够。

（二）靶区确定与勾画

推荐照射采用受累部位放疗(involved site radiation therapy,ISRT),取代受累野放疗(involved field radiation therapy,IFRT)。ISRT 靶区为疗前的受累淋巴结及其外可能侵犯的范围。ISRT 需要 CT 模拟

定位和 CT 计划,靶区勾画时参照 PET 和 MRI 的影像学资料。化疗后如有退缩,放疗野要包括化疗前或术前的肿瘤区,但应避开邻近器官,如肺、骨、肌肉或肾。治疗前 GTV 的基础上确定 CTV,如疑有亚临床灶及影像可疑者,可根据临床判断扩大 CTV。

早期 HL 化疗后做受累野或受累淋巴结照射,而非扩大野照射,照射剂量为 20~30Gy,未达 CR 的病灶局部加量至 36~40Gy。预后好的早期 HL 2 周期 ABVD 化疗后,受累野或受累部位照射 DT20Gy。预后不良的早期 HL4 周期 ABVD 化疗后,受累野或受累部位照射 DT 30Gy;4 周期 BEACOPP/ABVD 化疗后,受累野或受累部位照射 DT 20Gy。MOPP 或 ABVD 化疗后应用受累野照射和扩大野照射的疗效完全相同,但急性和远期毒性受累野更少见。

单纯根治性放疗时,扩大野照射疗效优于受累野照射。扩大野高剂量根治性放疗后长期生存患者的心血管事件和第二原发肿瘤死亡率明显增高,治疗后 15~20 年,非 HL 死亡原因超过了 HL 本身,主要死因为第二原发肿瘤。第二原发肿瘤的发生和 HL 的照射范围和照射剂量有关,减少照射范围和剂量降低了第二原发肿瘤发生的可能性。根治放疗剂量 HL 的根治性照射剂量为 DT 36~40Gy,预防照射剂量为 20~30Gy。化疗后残存病灶可能考虑根治剂量至 36~40Gy。

（三）危及器官的确定与勾画

根据受累部位确定,包括肺、心脏、生殖系统、晶状体、皮肤等,详见其他章节。

膈上 HL 照射时,主要危及器官为腮腺和肺。受累部位或受累淋巴结照射可以显著降低腮腺和肺照射剂量,如果需要行上颈照射,腮腺平均剂量尽量降低至 20Gy 以下,腮腺平均剂量和 ≥ II°口干线性相关,在 ISRT 或 INRT 前提下,应使腮腺平均剂量降至最低,以降低严重口干的发生率。

如果需要做纵隔照射,但受累部位广泛,肺 V_{20} 可适当放宽至 26%,肺平均剂量低于 15Gy。HL 或原发纵隔弥漫性大 B 细胞淋巴瘤患者年轻、肺功能较好、肺本身无病变,和肺癌患者比较,肺耐受剂量相对较高。但博来霉素和多柔比星等化疗药物可引起严重的心肺毒性,如果有化疗间质性肺炎发生,肺照射剂量和体积要限制得更严。

（四）放射治疗技术方案

治疗计划采用 3D-CRT 和 IMRT 作为纵隔受累 HL 的治疗选择,可以更好地包括靶区,改善剂量分布,降低正组织照射剂量,对于颈部原发病灶,也可以采用常规照射技术——前后野对穿照射。

早期 HL 根治照射剂量为 36~40Gy,化疗后未完全缓解患者可采用此剂量范围。化疗后达到 CR 的患者,照射剂量为 20~30Gy。预后好早期 HL 化疗达 CR 后的照射剂量为 20Gy,预后不良早期 HL 化疗达 CR 后的照射剂量为 30Gy。如果化疗后未达 CR,建议 36~40Gy。

二、霍奇金淋巴瘤放疗计划

放疗计划分为根治放疗和改良根治放疗。

1. 根治放疗（斗篷野）

（1）模拟定位:患者体位固定建议选用头颈肩的热塑膜固定方式,患者取自然仰卧位,双手紧贴于身体两侧为好,扫描层厚一般为 3~5mm。恶性淋巴瘤的放疗范围和剂量以医生根据病例和患者过往病史而定。以图示选择的病例为例（靶区剂量给予 30Gy）,危及器官主要包括脊髓、肺、心脏等（图 7-90）。

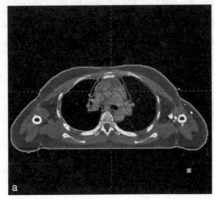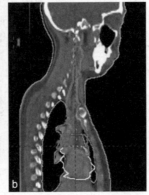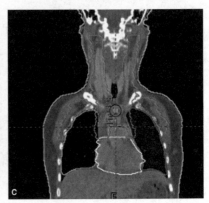

图 7-90 斗篷野照射靶区示意图
a. 横断面;b. 矢状面;c. 冠状面。

（2）三维适形计划：由于靶区的形状复杂，一般情况下采用前后左右四个方向照射。通过适当调整二级准直器的角度（一般旋转90°），使多叶光栅适形于靶区（图7-91），纵隔采用前后野对穿照射以减少肺的受照体积和剂量，左右方向采用对穿照射。调节各射野的权重，达到较好的适形度。如果有必要可以适当添加小的子野或调整子野中多叶光栅位置来达到相对理想的靶区剂量线分布，查看DVH图，评估危及器官受照剂量。

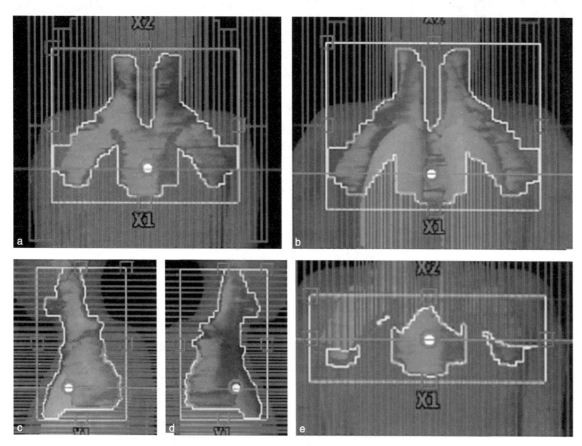

图7-91 斗篷野适形计划射野 BEV 图

a.纵隔前后野对穿照射；b.减少肺的受照体积和剂量；c.左方向对穿照射；d.右方向对穿照射；e.添加小的子野或调整子野中多叶光栅位置。

（3）固定野调强计划：由于霍奇金淋巴瘤靶区比较大且不规律，为了达到靶区的适形性比较好且又能保证靶区剂量和正常组织符合临床要求，一般采用多野（至少7野或更多）布野方式。在不影响靶区剂量的情况下，在布野的过程中要根据靶区和正常组织的关系适当调整二级准直器的角度和照射面积范围，这样更能保护好正常组织。如本计划是单靶区，采用9野照射（图7-92）。在布野和照射面积确定好后给予靶区和正常组织一定的优化条件及参数（图7-93），最后得到较好的靶区适形度和理想的临床剂量要求。

（4）容积调强计划：一般采用多弧照射，靶区适形度往往比单弧好。跟固定野调强一样，布野时可以根据靶区与正常组织选择合适的光栅角度和射野面积，以更好地满足临床剂量要求。本例采用三个弧，布野方式如图7-94（第三个弧准直器角度为90°）。在布野和照射面积确定好后进行优化（图7-95），在优化的过程中实时根据剂量线变化调整优化参数直至最后得到较好的临床剂量要求。

2. 改良根治放疗（改良斗篷野）

（1）模拟定位：患者体位固定建议选用头颈肩的热塑膜固定方式，取自然仰卧位，双手紧贴于身体两侧为好，扫描层厚一般为3~5mm。恶性淋巴瘤的放疗范围和剂量以医生根据病例和过往病史而定。现以选择的病例为例（靶区剂量给予30Gy），危及器官主要包括脊髓，肺，心脏等（图7-96）。

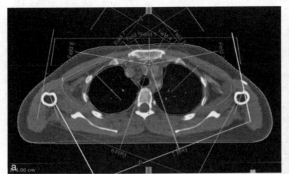
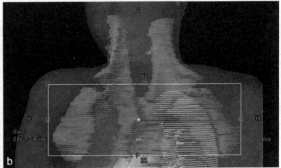
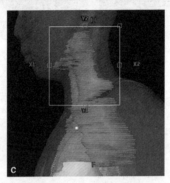

图 7-92　斗篷野布野示意图
a. 布野角度；b. 160°野面积；c. 80°野面积。

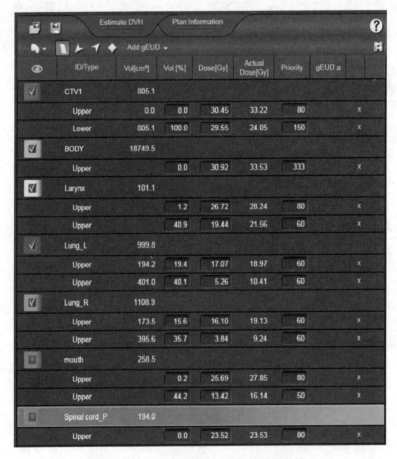

图 7-93　斗篷野调强计划优化条件及参数

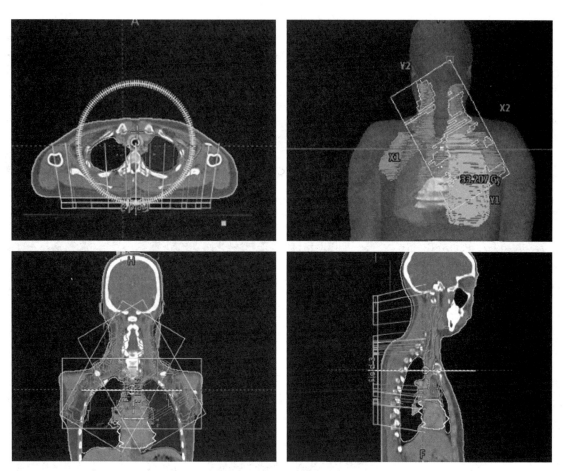

图 7-94　根治霍奇金淋巴瘤容积调强计划射野分布图

☑	CTV1	805.1				
	Upper	0.0	0.0	30.45	33.12	80	x
	Lower	805.1	100.0	29.55	24.69	150	x
☑	BODY	18749.5				
	Upper		0.0	30.92	33.12	333	x
☐	Larynx	101.1				
	Upper		0.8	23.49	25.03	120	x
	Upper		41.9	14.83	15.97	100	x
☑	Lung_L	999.8				
	Upper		19.9	17.69	20.96	70	x
	Upper		40.1	5.26	11.85	70	x
☑	Lung_R	1108.9				
	Upper		15.6	16.10	20.39	70	x
	Upper		35.7	3.84	11.16	70	x
☐	mouth	258.5				
	Upper		42.3	14.26	15.15	70	x
	Upper		0.2	26.56	25.70	100	x
☐	Spinal cord_P	194.0				
	Upper		0.0	19.37	22.06	100	x
☐	breast	282.6				
☐	GTV1	4.5				

图 7-95　根治霍奇金淋巴瘤容积调强计划优化参数

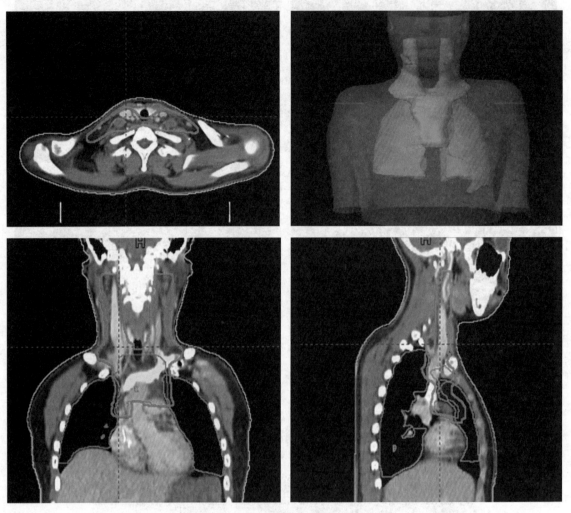

图 7-96 改良斗篷野照射靶区示意图

（2）三维适形计划：由于靶区的形状比较复杂，一般情况下采用前后左右四个方向照射。通过适当调整二级准直器的角度（一般旋转 90°），使多叶光栅适形于靶区（图 7-97），纵隔采用前后野对穿照射以减少肺的受照体积和剂量，左右方向采用对穿照射。调节各射野的权重，达到较好的适形度。如果有必要可以适当添加小的子野或调整子野中多叶光栅位置来达到相对理想的靶区剂量线分布，查看 DVH 图，评估危及器官受照剂量。

（3）固定野调强计划：由于霍奇金淋巴瘤靶区比较大，一般采用多野布野方式。为了达到靶区的适形性比较好且又能保证靶区剂量和正常组织符合临床要求，可根据靶区与正常组织关系布野，角度可均分也可偏一侧等多种布野方式。布野过程中要根据靶区和正常组织的关系可以通过适当调整二级准直器的角度和照射面积范围，这样不仅能保证靶区剂量也能更能保护好正常组织。如本计划是多靶区（同步推量，GTV 给予 30Gy，CTV 给予 28Gy），采用 9 野照射（图 7-98）。在布野和照射面积确定好后给予靶区和正常组织一定的优化条件及参数（图 7-99），最后得到较好的靶区适形度和理想的临床剂量要求。

（4）容积调强计划：对于霍奇金淋巴瘤一般采用多弧照射（可全弧也可半弧），这样得到的靶区适形度往往比单弧好。跟固定野调强一样，布野时可以根据靶区与正常组织选择合适的光栅角度和射野面积以更好地满足临床剂量要求。本例采用 3 个半弧，布野方式如图 7-100（第 3 个半弧准直器角度为 90°，固定照射面积）。在布野和照射面积确定好后进行优化（图 7-101），在优化的过程中实时根据剂量线变化调整优化参数直至最后得到较好的临床剂量要求。

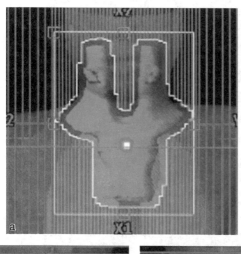
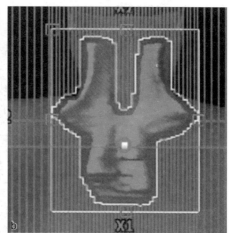
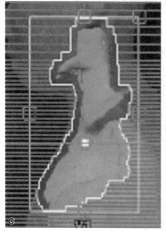
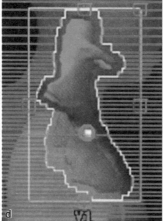
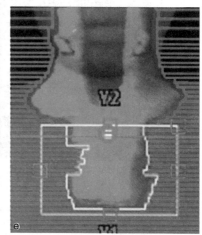

图 7-97　改良斗篷野适形计划 BEV 图

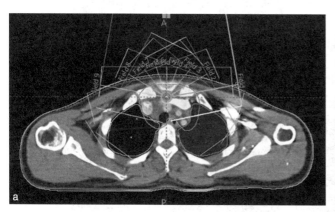
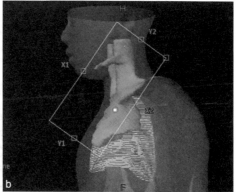

图 7-98　改良斗篷野调强布野示意图
a. 布野角度；b. 80°射野面积。

☑	CTV1	550.9					
	Upper	0.0	0.0	29.00	31.78	50	x
	Lower	550.9	100.0	28.30	25.96	150	x
☑	GTV1	210.7					
	Upper	0.0	0.0	31.00	31.78	80	x
	Lower	210.7	100.0	30.00	29.30	150	x
☑	GTV2	26.6					
	Upper	0.0	0.0	31.00	31.13	80	x
	Lower	26.6	100.0	30.00	29.72	150	x
☑	BODY	16851.1					
	Upper	0.0	0.0	31.81	31.78	333	x
☑	hou	137.2					
	Upper		43.7	12.69	16.08	60	x
☑	Lung_L	918.9					
	Upper		9.9	17.45	20.93	50	x
	Upper		39.2	3.82	6.58	50	x
☑	Lung_R	977.7					
	Upper		8.1	16.39	20.48	50	x
	Upper		34.8	3.25	6.97	50	x
☐	Parotid_L	20.9					
	Upper		47.9	13.59	15.64	50	x
☐	Parotid_R	16.6					
	Upper		47.8	13.61	15.54	50	x
☐	Spinal Cord_P	112.7					
	Upper		0.0	19.69	23.29	80	x

图 7-99 改良斗篷野调强计划优化条件

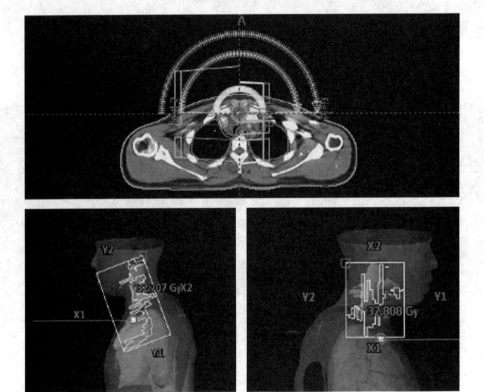

图 7-100 改良斗篷野容积调强计划射野分布图

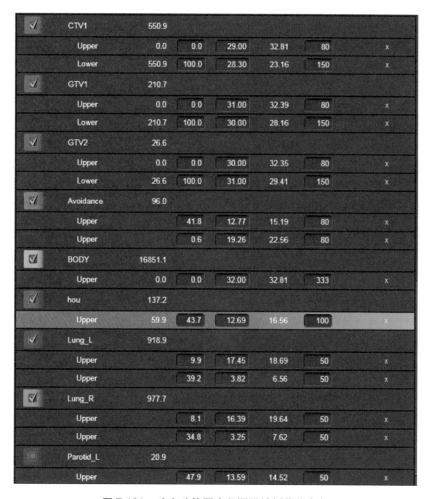

图 7-101 改良斗篷野容积调强计划优化参数

三、非霍奇金淋巴瘤放射治疗

（一）治疗原则与放疗适应证

非霍奇金淋巴瘤（non-Hodgkin's lymphoma,NHL）为全身性疾病,治疗上多数患者应以联合化疗为主。不同类型的 NHL,生物学行为不同,临床转归不一致,可以将其分为惰性、侵袭性和高度侵袭性三大类。目前常用的预后指标为 IPI。治疗的强度应根据上述三方面条件综合考虑。

1. 弥漫大 B 细胞淋巴瘤（diffuse large B-cell lymphoma,DLBCL） DLBCL 是全世界最常见的 NHL 病理类型,呈侵袭性,约占全部 NHL 患者的 30%～40%。DLBCL 对化疗和放疗均较敏感,治疗主要根据临床分期和国际预后指数,化疗是主要的治疗手段,放疗为辅助治疗。放疗主要适用于大肿块、结外器官受侵和化疗后未完全缓解的患者。

局限期 DLBCL 的标准治疗为化疗后受累野放疗的综合治疗,对非巨块型局限期 DLBCL 推荐 3 个周期化疗+局部区域放疗或 6～8 个周期化疗+受累野放疗,由于应用放射治疗,可以减少化疗及靶向治疗的周期数。

近年来,利妥昔单抗（R）联合化疗可以进一步提高 DLBCL 患者的生存率,已经成为 DLBCL 的标准治疗方案。局限期 DLBCL 患者在接受 R-CHOP 方案治疗后,对于 R-CHOP 方案治疗后达到 CR 的患者,进一步给予受累野放疗可显著改善其总生存（overall survival,OS）和无进展生存期（progression-free survival,PFS）。因此,综合目前研究证据,在 CHOP 或 R-CHOP 方案治疗局限期 DLBCL 时,放疗仍为综合治疗的一部分,不能被忽略。DLBCL 放疗的适应证包括:①Ⅰ、Ⅱ期非巨块型（<10cm）,且已接受 4 个周期的化疗后,进行计划性放疗。②Ⅰ、Ⅱ期巨块型（≥10cm）6 化疗后局部残留病灶放疗。③Ⅰ、Ⅱ期不能耐受化疗者。④Ⅲ、Ⅳ期化疗后达部分缓解（PR）者。⑤Ⅲ、Ⅳ期大肿块化疗后达 CR 者。⑥姑息减症治疗。

美国国立综合癌症网（National Comprehensive Cancer Network，NCCN）提出的 DLBCL 治疗指南如下：非大肿块（肿瘤大小<10cm）Ⅰ、Ⅱ期建议用 CHOP±R 化疗 4 周期后局部区域放疗；大肿块（>10cm）Ⅰ、Ⅱ期建议用 CHOP±R 化疗 6 周期后再考虑局部放疗。对于Ⅲ、Ⅳ期患者，如果国际预后指数≤2，建议 6 周期 R-CHOP；如果国际预后指数≥3，预后差，建议优先考虑临床试验研究，或者 6 周期 R-CHOP。高剂量化疗加自体干细胞移植可能对中高危或高危患者首程治疗或复发后挽救治疗有益。早期 DLBCL 如不能或不适合接受化疗，可能选择根治性放疗。

2. 结外边缘带淋巴瘤即结外黏膜相关淋巴组织（mucosal-associated lymphoid tissue，MALT）淋巴瘤治疗原则主要根据病理类型和临床分期决定，放射治疗是早期 MALT 淋巴瘤的根治性治疗手段。早期胃 MALT 淋巴瘤的治疗方法首选抗幽门螺杆菌（helicobacter pylori，HP）治疗，但只适用于 HP 检测阳性的患者。对于 HP 阴性的患者，放疗是早期胃 MALT 淋巴瘤的主要治疗手段。胃 MALT 淋巴瘤对放疗敏感，且放疗能保留患者胃功能，改善其生存质量。常规化疗或利妥昔单抗主要应用于晚期 MALT 淋巴瘤，不是早期 MALT 淋巴瘤的标准治疗。

胃 MALT 淋巴瘤的治疗原则：对于早期非巨块型胃 MALT 淋巴瘤，临床ⅠE 期、HP 阳性病例可接受抗 HP 治疗 3 周，同时应用 H_2 受体阻滞剂 3 个月后通过内镜进行病理和 HP 检查；若淋巴瘤和 HP 感染均转阴性，则随访观察；若 HP 仍阳性，但淋巴瘤转阴性或淋巴瘤阳性而病情稳定，可考虑选用二线抗生素治疗 3 周；不管 HP 阳性还是阴性，淋巴瘤未控制或疾病进展时必须考虑放疗。对巨块型ⅠE 期、ⅡE 期或 HP 阴性患者首先考虑放疗。对于Ⅲ/Ⅳ期者，若合并胃肠道出血、大肿块、在过去 6 个月内病变进展、有症状、危及器官功能或患者要求治疗，亦应考虑化疗或放疗改善症状。如无上述指标，可考虑临床观察。放疗是ⅠE、ⅡE 期胃 MALT 淋巴瘤的根治手段，胃 MALT 淋巴瘤的放疗适应证主要包括抗 HP 治疗无效，HP 阴性ⅠE 期，或ⅡE 期以上，或伴有 t(11;18)(q21;q21)染色体易位或转化的患者。照射范围可包括全胃及胃周围和受累的区域淋巴结。胃钡餐造影下，胃周围外放 2cm，射野上界位于 T_8 上缘，下界至 $L_{2\sim3}$ 或 $L_{4\sim5}$ 水平。亚临床病灶照射剂量 DT 30Gy，可局部肿瘤补量至 36~40Gy。对于非胃的 MALT 淋巴瘤，如眼眶 MALT 淋巴瘤，放射治疗是主要的根治手段。

3. 早期 1~2 级滤泡性淋巴瘤 滤泡性淋巴瘤（follicular lymphoma，FL）的治疗主要根据病理分级和临床分期，1~2 级的 FL 同 3 级 FL 不同，后者的治疗原则和 DLBCL 相同。放疗是 1~2 级 FL 的标准治疗，可合并化疗，大部分患者可治愈。Ⅰ~Ⅱ期 1~2 级 FL 接受单纯根治性放疗后的 10 年无进展生存（PFS）率为 40%~60%，10 年 OS 为 50%~80%，肿瘤 10 年后极少复发（低于 10%）。受累野照射的局部复发率稍高，但扩大野照射并未提高 OS 率，而且增加了毒性反应。放疗失败多发生在治疗后 2~5 年，且主要为远处复发。推荐局部受累野放疗。FL 对放疗敏感，呈较明显的剂量效应关系。

FL 总体治疗原则：①对Ⅰ~Ⅱ期患者，可以治愈：1~2 级 FL 进行根治性局部放疗，受累野或者扩大野照射；可以考虑放疗和化疗联合治疗，但目前尚无明确证据表明，加入化疗可以提高总生存率。②对Ⅲ~Ⅳ期患者，绝大部分患者不可以治愈，以姑息性治疗为主：单药化疗如口服苯丁酸氮芥有效，临床缓解率为 65%；联合化疗改善了完全缓解率，但未改善总生存期；化疗和美罗华联合应用改善了完全缓解率和无病生存率；高剂量干扰素和化疗联合同时应用改善了生存率。

4. 早期蕈样霉菌病 蕈样霉菌病（mycosis fungoides，MF）是最常见的原发皮肤 T 细胞淋巴瘤。放疗是早期 MF 重要、有效的治疗方法。MF 对放疗高度敏感。病变局限于皮肤时可进行局部电子线照射，而全身电子线照射是广泛期（斑块期和红斑期）患者的主要治疗方法，这两期患者可不考虑化疗。同时，放疗还可获得良好的姑息治疗效果，如缓解瘙痒、瘢痕形成及溃疡等。而瘤块期对放疗治疗相对不敏感，可考虑联合化疗。

5. 鼻腔 NK/T 细胞淋巴瘤 鼻腔 NK/T 细胞淋巴瘤属于非霍奇金淋巴瘤（NHL）的一种少见类型，约占 NHL 的 2%~10%，其恶性细胞大部分来源于成熟的 NK 细胞，少部分来源于 NK 样 T 细胞，因此称之为 NK/T 细胞淋巴瘤，该型淋巴瘤对放疗敏感，对化疗抗拒，晚期预后差。结外鼻型 NK/T 细胞淋巴瘤主要根据 Ann Arbor 分期和预后指数进行分层治疗。其总的治疗原则为：无预后不良因素的局限ⅠE 期鼻腔 NK/T 细胞淋巴瘤建议单纯放疗；伴有不良因素ⅠE 和ⅡE 期建议放疗后化疗；Ⅲ/Ⅳ期预后极差，应以化疗为主，辅以原发部位的放疗。

（二）靶区确定与勾画

NHL 化疗后应用受累部位照射（ISRT）或受累淋巴结照射（involved-node radiotherapy，INRT）。受累淋巴结照射（INRT）和受累部位照射（ISRT）的主要区别在于是否在化疗前应用 PET 确定靶区。

INRT 要求在化疗前治疗体位下做 PET-CT,化疗后根据疗前 PET-CT 确定 CTV;而受累部位照射(IS-RT)适用于化疗前未做 PET 定位,化疗后靶区只能根据常规影像学检查确定,因而,前者的照射靶区更小,后者较大。ISRT 的 CTV 可包括部分器官,大部分 NHL 放疗时不需要包括未受侵淋巴结。

对于大多数 NHL 而言,特别是对于 NHL 化疗后进行的放射治疗,美国癌症综合治疗网络 NCCN 2013 版推荐照射采用受累处放疗(ISRT)的概念,取代受累野放疗(IFRT)。ISRT 靶区为疗前的受累淋巴结及其外可能侵犯的范围。靶区勾画时参照 PET 和 MRI 的影像学资料。化疗后如有退缩,放疗野要包括化疗前或术前的肿瘤区,但应避开邻近器官,如肺、骨、肌肉或肾。疗前 GTV 的基础上确定CTV。如疑有亚临床灶及影像可疑者,可根据临床判断扩大 CTV。

对于化疗敏感的 DLBCL,巩固性放疗的 CTV 不需要包括亚临床病灶,不适用扩大野照射,对于化疗抗拒或者耐受的早期 DLBCL,可考虑根治性放疗,CTV 可适当扩大。

结外 MALT 淋巴瘤放疗照射野采用 ISRT,不做预防照射,根据受侵器官,CTV 通常需要包括整个器官,如眼、腮腺、全胃照射,放疗可以保存器官功能。早期胃 MALT 淋巴瘤 CTV 包括全胃及胃周围淋巴结,通常包括全胃和胃周围外放 1~2cm,不做淋巴结预防照射。

早期 FL 根治性放疗采用受累野照射(IFRT),根治剂量 24~30Gy。晚期滤泡性淋巴瘤对全身治疗抗拒时,放疗可得到好的姑息治疗效果,缓解疼痛和压迫症状。照射野通常采用受累部位照射(ISRT),不需要扩大野照射。

蕈样霉菌病放疗的靶区为表皮和真皮,最大剂量处的深度仅为数毫米,射线多选择 4~9MeV 电子线。全身皮肤电子线照射(total-skin election radiation,TSER)是广泛期(红斑期和斑块期)患者的主要治疗方法。

放射治疗是早期鼻腔 NK/T 淋巴瘤的主要治疗手段,也是根治性治疗手段。鼻腔原发鼻腔NKT 细胞淋巴瘤局限于一侧鼻腔,未侵犯邻近器官或组织结构(局限 I 期),CTV 包括双侧鼻腔、双侧前组筛窦、硬腭和同侧上颌窦,双鼻腔受侵则包括双侧上颌窦。如果前组筛窦受侵,应包括同侧后组筛窦。如果肿瘤邻近后鼻孔或侵犯鼻咽,CTV 应扩展至鼻咽。肿瘤超出鼻腔时(广泛 I 期),靶区应扩大至受累的邻近器官和结构。I 期不需要做颈淋巴结预防照射,II 期需同时做双颈照射,如果淋巴结局限于咽后淋巴结或上颈部,可不做下颈预防性照射。韦氏环包括鼻咽、口咽、扁桃体和舌根,任何单个韦氏环部位 NKT 细胞淋巴瘤 CTV 应包括整个韦氏环和后鼻孔。韦氏环 NKT 细胞淋巴瘤在初诊约 60%伴有颈淋巴结受侵,区域淋巴结复发较见,因此,I 期应做颈淋巴结预防照射,II 期通常做全颈照射。

(三)危及器官的确定与勾画

根据受累部位确定,包括肺、心脏、生殖系统、晶状体、皮肤等,详见各其他章节。原发鼻腔和韦氏环 NK/T 细胞淋巴瘤调强放疗时,腮腺平均剂量分别限制在 16Gy 和 26Gy 以下。其他重要器官如脊髓、脑干、晶状体、喉等参照头颈部肿瘤的正常组织限制剂量,适当降低。

(四)放射治疗技术方案

CT 模拟定位和 CT 计划,治疗计划采用常规、3D 适形或 IMRT 技术,减少危及器官的剂量。推荐采用三维适形及调强放疗技术。

TSER 的电子线能量一般采用 3~6MeV,少数情况下使用 9MeV;采用三前三后治疗野进行治疗;每个治疗野有上下两个方向的照射束,它们的角度是沿水平轴上下各 20°。在治疗时患者以 6 种体位站立在射线束前方。在每个治疗周期的第一天,进行正前野、右后斜野、左后斜野的治疗;第二天则进行正后野、右前斜野、左前斜野的治疗。每 2d 为一个周期,全部皮肤接受 1.5~2Gy 的照射。通常给予每周照射 4 次的方案,总剂量取决于治疗目的(根治性还是姑息性)。对于根治性放疗,总剂量给予 30~36Gy/8~10 周;对于姑息性放疗,总剂量给予 10~20Gy。在进行全身皮肤电子线照射时,应该常规使用内置或外置眼屏蔽来保护角膜和晶状体。由于治疗野在手指、脚趾及手脚的侧面相互重叠导致局部皮肤反应,因此有必要对这些部位进行屏蔽。电子线无法直接照射的区域(脚底、会阴、大腿上部内侧、耳后区域、乳房下方、头顶头皮、皮肤皱褶下的区域)可使用单独的电子线野治疗。对于有明显瘤块的区域可以使用高能电子线补量至 36~40Gy。

根据目前的临床研究,NCCN 等指南推荐的放疗剂量比传统的放疗剂量明显降低,分别如下。滤泡性淋巴瘤:24~30Gy;原发于胃的 MALT 淋巴瘤:亚临床病灶 30Gy,局部肿瘤补量至 36~40Gy;原发于其他器官或淋巴结的 MALT 淋巴瘤:24~30Gy;弥漫大 B 淋巴瘤化疗后达 CR 者巩固放疗剂量:30~

36Gy,仅达 PR 者补充放疗剂量:40～50Gy,如放疗为主要治疗,则给予 45～55Gy;对于鼻腔 NK/T 淋巴瘤,推荐剂量 50～55Gy,肿瘤残留时,应补量照射 10～15Gy。

（五）NK/T 淋巴瘤精确放疗(模拟定位)

患者体位固定一般选用热塑膜固定,患者自然平躺,双手置于身体两侧。CT 扫描范围上界至颅顶,下界至甲状软骨,扫描层厚、层距一般都为 3mm。放疗剂量为 50～54Gy。危及器官包括晶状体、眼球、视神经、脊髓、脑干、垂体等。靶区如图 7-102 所示,红色部分为靶区,处方剂量为 54Gy,每周 5 次,每次 2Gy,95% 的靶区体积归一到处方剂量。

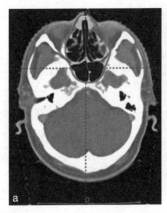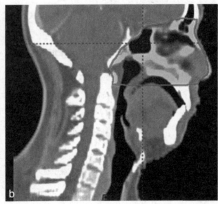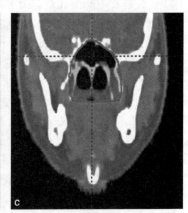

图 7-102　NK/T 淋巴瘤靶区示意图
a. 横断面;b. 矢状面;c. 冠状面。

（六）NK/T 淋巴瘤三维适形计划设计

由于 NK/T 淋巴瘤特殊的解剖结构,靶区与危及器官的位置非常近,特别是晶状体,它的耐受剂量非常低,采用大的适形照射野很难避开,所以通常需要采用分野的照射技术。鼻腔部分的照射采用前野为主(L 形野或者凸形野),侧野为辅,照射野的分布如图 7-103。如果靶区内剂量不均匀,可以适当添加小的子野来调整靶区的剂量分布,并且可以调整各照射野的权重,以达到比较理想的剂量分布。

（七）NK/T 淋巴瘤固定野调强计划设计

调强放疗计划一般采用 5～9 野布野方式,射野数量视靶区复杂程度而定。可以适当旋转准直器的角度,使得多叶光栅可以更好地遮挡危及器官,尤其是对于晶状体等剂量限制比较严格的器官,照射野分布如图 7-104。也可以使用非共面的照射方式,来降低晶状体的受照剂量。在优化中通常会使

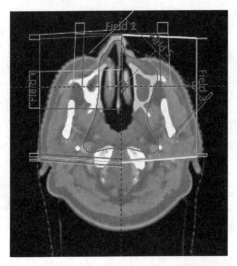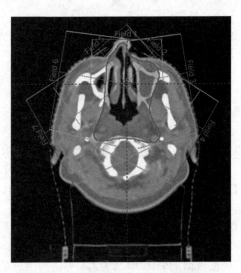

图 7-103　NK/T 淋巴瘤三维适形计划射野方法示意图

图 7-104　NK/T 淋巴瘤调强计划射野方法示意图

⊙	ID/Type	Vol[cm³]	Vol [%]	Dose[Gy]	Actual Dose[Gy]	Priority	gEUD a	
☑	PTV1	231.9						
	Upper	0.0	0.0	54.81	58.85	100	x	
	Lower	231.9	100.0	53.19	45.75	150	x	
☑	BODY	22987.9						
	Upper		0.0	52.35	58.85	333	x	
☑	Brainstem	24.4						
	Upper		0.0	36.53	45.40	50	x	
☑	Eye_L	8.6						
	Upper		29.0	14.48	18.36	50	x	
☑	Eye_R	8.3						
	Upper	2.8	34.1	11.03	16.46	50	x	
☑	Len_L	0.2						
	Upper		0.0	3.95	11.36	70	x	
☑	Len_R	0.3						
	Upper		0.0	3.63	8.17	70	x	
☑	Optic Nerve_L	0.2						
	Upper		0.0	39.08	50.50	50	x	
☑	Optic Nerve_R	0.2						
	Upper		0.0	42.10	51.29	50	x	
☑	Parotid_L	23.2						
	Upper		46.8	20.13	24.23	50	x	
☑	Parotid_R	20.4						
	Upper		45.3	20.79	24.01	50	x	

图 7-105 NK/T 淋巴瘤调强计划优化条件和优化权重

用剂量辅助结构,比如剂量限制环(PTV 外 3~5mm 处形成的 2cm 大小的环)来限制靶区外剂量过高的区域,使得剂量梯度下降更快。给予 PTV 和危及器官一定的优化条件(图 7-105),在 PTV 满足处方剂量的同时,尽可能地降低危及器官的受量,对于靶区外出现的高剂量区和靶区内的低剂量区,可以勾画出范围,并给予相应的优化条件再次进行优化。通过对优化条件的不断调整,达到较好的靶区适形度。

（八）NK/T 淋巴瘤容积调强计划设计

由于靶区位于前侧,靶区周围危及器官较多,且距离比较近,所以通常采用两个部分弧进行照射,弧角度一般选取 120°~240° 和 240°~120°。为避免多叶准直器的漏射和透射集中于固定的层面,两个弧的准直器均需旋转一定角度,射野分布如图 7-106。在优化过程中也需要

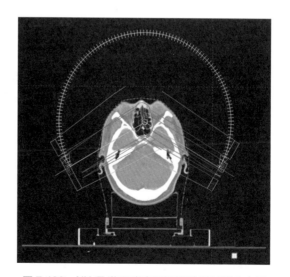

图 7-106 NK/T 淋巴瘤容积调强计划射野分布图

勾画剂量限制环来限制靶区外剂量,这和调强放射治疗使用的方法一致。优化参数(图 7-107)可根据实际情况在优化过程的每一个阶段进行调整,以达到较好的剂量分布。

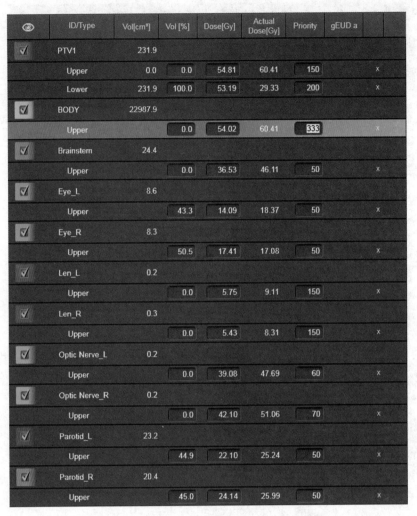

👁	ID/Type	Vol[cm³]	Vol [%]	Dose[Gy]	Actual Dose[Gy]	Priority	gEUD a	
☑	PTV1	231.9						
	Upper	0.0	0.0	54.81	60.41	150	x	
	Lower	231.9	100.0	53.19	29.33	200	x	
☑	BODY	22987.9						
	Upper		0.0	54.02	60.41	333	x	
☑	Brainstem	24.4						
	Upper		0.0	36.53	46.11	50	x	
☑	Eye_L	8.6						
	Upper		43.3	14.09	18.37	50	x	
☑	Eye_R	8.3						
	Upper		50.5	17.41	17.08	50	x	
☑	Len_L	0.2						
	Upper		0.0	5.75	9.11	150	x	
☑	Len_R	0.3						
	Upper		0.0	5.43	8.31	150	x	
☑	Optic Nerve_L	0.2						
	Upper		0.0	39.08	47.69	60	x	
☑	Optic Nerve_R	0.2						
	Upper		0.0	42.10	51.06	70	x	
☑	Parotid_L	23.2						
	Upper		44.9	22.10	25.24	50	x	
☑	Parotid_R	20.4						
	Upper		45.0	24.14	25.99	50	x	

图 7-107 NK/T 淋巴瘤容积调强计划优化参数

扫一扫,测一测

（何侠 翟振宇 尹丽）

第八章　放疗计划设计新进展

近年 IMRT 技术已成为放疗中常用的治疗手段,但 IMRT 计划设计过程中,需要计划设计者对优化目标进行不断的尝试和反复的调整,极大地降低了计划的设计效率;同时,不同的计划设计者由于其经验的差异,往往引入了计划质量的不一致性;除此之外,由于不同的放疗中心之间对 IMRT 计划质量评估标准的不同,因而使得不同放疗中心之间的计划质量上也存在较大的差异。目前自动计划技术的出现,正是为了解决计划效率低下及计划质量不一致的问题。

自动计划有广义和狭义之分。广义自动计划包括了自动结构勾画,自动计划设计和自动计划评估等。而狭义的自动计划则专指自动计划设计,特别是其中的自动优化部分。本章中所涉及的自动计划主要是指狭义的自动计划。

当前常见的自动计划技术主要分为以下几类:使用脚本语言或其他程序语言来模拟实现放疗计划设计流程的自动计划技术;基于先验知识的自动计划技术,如重叠体积直方图(overlap volume histogram,OVH),RapidPlan 等;针对优化过程中优化目标自动调整和辅助器官自动生成的自动计划技术,如 Pinnacle 计划系统的 AutoPlanning 模块;自动多目标优化(MCO)计划等。

第一节　基于自编语言的自动计划技术

此类自动计划技术的核心思想是通过脚本语言来实现对放疗计划设计过程中的设计流程的模拟。Pinnacle 计划系统提供了脚本记录与回放功能,能够实现治疗计划设计过程中绝大部分序贯操作的自动回放功能。对于相同病种的调强计划,在计划设计的过程中所进行的操作往往是一样的,如果用脚本的回放功能来实现这些相同的操作,则能够大大节省治疗计划设计的时间;如果结合合适的调强优化参数,则往往能够一次或很少几次的调强参数的改动就能获得满意的治疗计划。

为了提高脚本的应用水平,可考虑对各脚本的基本语言模式、各种可操作对象、操作命令及如何结合其他编程语言进行调用进行调节。例如在 pinnacle 计划系统中,利用脚本的记录与回放功能,可实现 IMRT 计划设计的自动执行,并且在不明显改变计划质量的前提下,脚本计划较人工计划大大缩短了时间。Pinnacle 脚本的主要特点有:实现对常用操作的自动化执行;可以通过结合外部代码实现更为复杂化的自动操作;将计划设计的规范、典型病例的参数程序化,从而自动应用到同类型的新病例;减少手工操作,避免人为错误,保证基本的工作质量,提高工作效率。但在使用过程中,也必须确保脚本使用的安全性。

Eclipse 计划系统也提供了基于 C#的应用程序编程接口,允许软件开发者编写脚本访问 Eclipse 计划系统信息,并且脚本整合到了 Eclipse 用户界面,能独立运行。例如利用 AutoHotkey 热键脚本语言编写出适用于 Eclipse 计划系统的轮廓自动生成软件 Contour Auto Margin(CAM),及适合于 Eclipse 计划系统的 DVH 自动生成比较软件 ShowDVH。ShowDVH 不仅能生成 DVH 报告,还能准确判断治疗计划是否满足医生处方要求,为调强优化参数设置给予方向指导。以上软件界面友好,功能强大,能够大大提高放疗医师、物理师的工作效率。

第二节　基于先验知识的自动计划

利用临床解剖结构的图像数据和放疗计划剂量数据,来建立一个解剖结构与受照剂量相关联的预测模型,例如 OVH 方法。这是一种常见的基于先验知识的自动计划技术,利用一元线性回归分析的方法,将原始病例的计划靶区与危及器官的重叠体积直方图与 DVH 建立关联(图 8-1),通过解剖结构的几何相对位置关系与受照剂量之间的关联,来预测目标病例 DVH 中的剂量体积参数,从而指导优化目标的初始设置及预测最终优化结果。基于 OVH 预测模型的 IMRT 自动计划降低放疗计划的异质性,减少了优化目标的试错迭代次数,对经验不足的物理师或单位进行计划设计具有很好的指导意义。

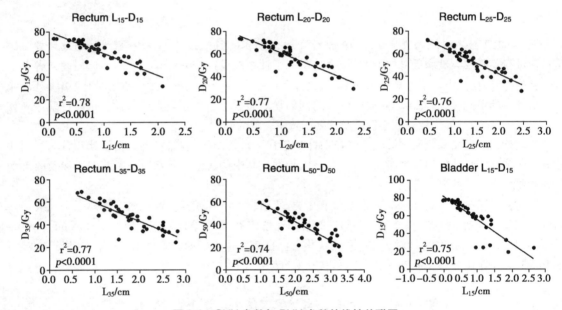

图 8-1　OVH 参数与 DVH 参数的线性关联图

Eclipse 计划系统中已提供了商业化的基于先验知识的自动计划模块 RapidPlan。利用大量既往已临床治疗的计划训练拟合预测模型,用于评估新患者解剖结构和处方剂量等信息,尤其是靶区和危及器官的距离及重合情况等,预测该病例可能达到的剂量体积直方图(DVH)目标参数。依据危及器官与靶区及照射野的几何位置关系,将其分为以下 4 个部分(图 8-2):野外部分、野内部分、叶片漏射部分、与靶区重合部分。

野外部分中的叶片漏射部分、与靶区重合部分等子体积,只具有有限的可调节能力,对危及器官及靶区受量影响不是非常显著,所以对于此三部分只需建立相对简单模型以描述其信息特征即可达到预测要求。野内部分具有最大的剂量可调制能力,此部分受量大小将直接影响靶区是否欠量或危及器官是否过量,进而影响放疗计划的治疗效果和危及器官所引发的并发症的概率。所以,将对其单独设计更为精确的模型。

模型的详细建立过程中,对于野内部分的子体积,将射野几何条件、光子的特性、靶区形状和剂量水平、怎样的射束布置可以降低正常组织受量等各方面因素通过投照到每个靶区的期望剂量及射野布野方式的 GED 参数来描述野内子体积的几何参数。

通过这样的参数模型来将放疗计划参数与影响数据构建了映射函数关系,基于此映射关系建立供机器学习的学习模型。通过海量有效的先验信息训练,验证此预测模型的精确度,即可得到一个可依赖的对子野内部的子体积部分的预测模型,为以下整体的 DVH 预测提供了有效的基础。运用的

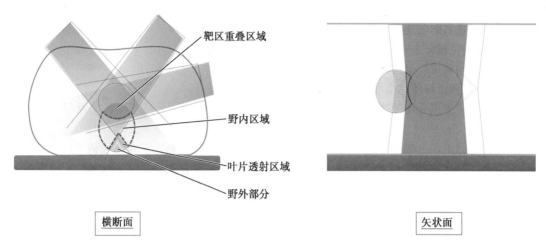

横断面 | 矢状面

图 8-2　RapidPlan 模块中危及器官的分类

GED 参数模型,不仅仅考虑了 OAR 与 PTV 的相对位置关系,射野布局和射野方向等因素,还将射野内通量变化因素也加入了模型建立中。对于靶区外且野内部分的一个子体积,可用方程来计算 GED 参数(图 8-3)。

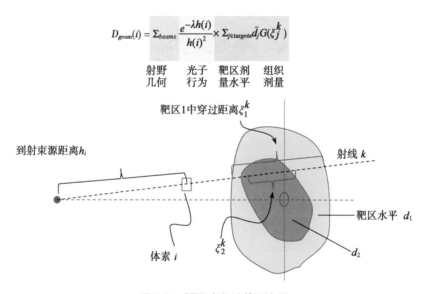

$$D_{geom}(i) = \Sigma_{beams} \frac{e^{-\lambda h(i)}}{h(i)^2} \times \Sigma_{j \in targets} \tilde{d}_j G(\xi_j^k)$$

射野几何　光子行为　靶区剂量水平　组织剂量

图 8-3　GED 参数计算示意图

公式第一项为射野间调制因子,通过计算射野中最长的穿射靶区的长度 d 除以射野 d 的平均值得到;第二项为体素到源的距离,此处的剂量遵循距离平方反比定律;第三项为靶区中穿射的距离来描述,对于多个靶区或推量靶区,此处每个不同的剂量水平应单独计算;第四项为 MLC 的调制能力,此射束元穿射的靶区体素值除以此射野中所有射束元穿射的靶区体素数的平均值。

接下来,在基于各类肿瘤影像数据上划分好的各部分子体积上,分别进行危及器官的 DVH 预测训练。

第一步,对于野外部分,叶片漏射部分和与靶区重合部分等子体积,由于其对剂量分布,尤其是危及器官的可调节能力有限,所以只需将所有检索到的相似有效病例中此类部分的子体积所接受的剂量统计叠加,进而得到其每一部分平均值及标准差来描述其剂量曲线变化。

第二步,对于调节剂量分布较敏感的野内部分则需要运用 GED 分析方法对危及器官中的每个体素确定其 GED 值,并对其积分得到 GEDVH。进一步,将 GEDVH 和 DVH 分别利用主成分分析方法(principal component analysis,PCA)来得到其主成分。基本上 98% 以上的变化趋势可以科学具体的用两到三个成分来准确地描述。所以,根据计算出所有 DVH 的平均曲线,运用主成分分析法首先分析得到第一主成分,以此成分来描述其曲线的主要变化,进一步,再运用同样的分析方法得出第二或第三主成分,以描述其剩余变化。随后,将训练集中每个给定的DVH都通过转换为与其相对应的平均曲线之间差别的主成分来对其参数化。同时,应用二阶回归模型建立几何结构参数和剂量参数之间的关联映射,即用前进后退迭代法来对每个危及器官中每个体素的DVH主成分创建单独的回归模型。从而最终得到由解析结构的几何条件参数预估DVH主成分的一组回归系数。通过对每个危及器官预估的DVH主成分加减一个标准差,得到预估范围的上下边界,形成了保护危及器官受量的科学限制范围。

第三步,将以上四个部分分别计算的预估DVH进行合并叠加运算。在合并预估DVH时,使用各部分的相对体积以此来确定其相对应贡献的上下边界值,即在预估各部分的DVH时,其相应的上下边界是由相对体积加权标准差来确定,而不是简单地将标准差进行叠加运算。

初步建立的模型要进一步检查分析,排除由于数据导入、靶区及危及器官结构匹配、处方剂量等步骤可能带来的问题。重点关注以下参数:残差散点图,反映了DVH真实值和预测值的差异;回归曲线,反映了主要几何特征与DVH之间的相互关系;危及器官几何分布盒子图,反映了用于模型训练计划的解剖结构特点;野内区DVH分布图,反映了野内DVH真实值与预测值的相互关系;训练日志文件,记录了拟合结果统计特征。同时,RapidPlan模块还对预测的优化目标提供了多种类型的选择,如传统的剂量体积优化目标和生物优化目标等。

第三节　Pinnacle计划系统AutoPlanning模块

Pinnacle计划系统中具备Autoplanning自动优化技术,核心是模仿有经验的设计者完成计划优化过程,比如作出剂量成形结构来使得剂量成型、勾画出冷点和热点来自动优化目标函数使得剂量均匀等。

AutoPlanning模块提供了可供用户预设一系列计划参数优化模版,此优化模版除了可以进行等中心、射野数目角度等计划参数预设外,最主要的可以进行一系列优化参数预设。对于靶区,无须做任何处理,只需给予各个靶区相应处方剂量即可(图8-4)。而对于危及器官,AutoPlanning模块提供了三种类型优化目标:Max DVH,Max Dose和Mean Dose,分别来对不同类型危及器官进行限制(图8-5)。模块中对这些优化目标条件提供了高、中、低三种不同权重选择项。此外,AutoPlanning模块还对危及器官优化条件提供了Compromise选项,此选项针对危及器官与靶区重合部分。若勾选了此选项,则在对危及器官进行保护性限量后,重叠区域虽然欠量但仍有剂量;若未勾选此选项,则重叠区域除散射和漏射剂量外,几乎没有任何剂量。实际工作中,除对特别需要保护危及器官外,其他应该全部勾选Compromise选项。

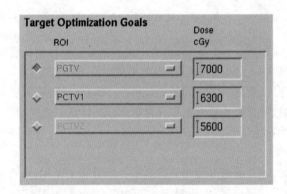

图8-4　AutoPlanning模块中靶区优化目标设置示例

对比基于OVH预测模型设计的IMRT计划和AutoPlanning自动优化模块设计的IMRT计划,发现两者的计划质量基本接近(图8-6),说明两种自动设计方式都能够提高计划质量一致性和设计效率。但通过增加一些手动的介入调整,可得到更优的计划结果。

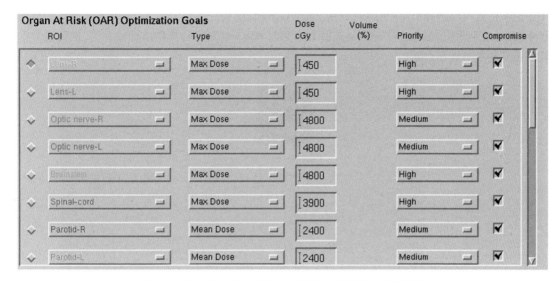

图 8-5 AutoPlanning 模块中危及器官优化目标设置示例

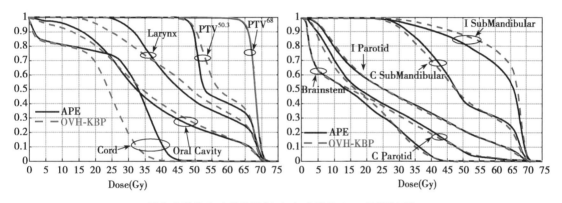

黑色实线为自动优化计划;红色虚线为 OVH 预测计划。

图 8-6 25 例患者平均 DVH 对比图

第四节 多目标优化自动计划

IMRT 计划优化过程本质是多目标优化,需要权衡满足靶区的高剂量覆盖与减小危及器官和正常组织器官的受照剂量之间的矛盾。临床上往往通过计划设计者的个人经验、人工试错方式多次调整最终达成。依靠人工调整的计划优化方法,制约了计划设计的自动化,同时也造成优质放疗计划的同质化程度不高。近年来,依据模拟计划人员实际调整并权衡各个优化目标理念,提出了将临床选择量化为初始约束优先级列表,并不断自动调整的多目标优化方法。

多目标优化法是指在优化过程中,选用的优化模型多基于器官惩罚的方法,通过搜索优化解空间 Pareto 平面的范围,以保证所得解为最优解。例如 MCO 方法能够使计划设计经验不足的计划者设计高质量的鼻咽癌 IMRT 计划;并能显著的降低计划时间,且仅需较少的训练资源和较短的学习曲线。

总之,不同自动计划技术能够在不同程度上提升计划质量,或保证计划质量不劣于手工计划,提高计划的一致性和设计效率。但由于各自动计划技术的出发点不同,各自具有不同的技术优势和局限。其中基于自编语言的自动计划技术能够提高计划效率,完全适应本单位实际计划流程,但脚本编写复杂,需要对脚本熟练应用。而基于先验知识的自动计划技术,能够提高计划质量一致性和计划设计效率,但无法在优化过程中自动进行优化目标的调整,而且其仅限于自动优化部分,不包含辅助器官和射野等参数的设置。Pinnacle 系统的 AutoPlanning 模块,能够自动生成剂量成形轮廓,自动目标函数调整,能够提高计划设计效率,但对模版中初始参数的设置还是依赖于计划者的经验。MCO 多目标优化法能够生成可供选择的多个计划,但其所需的计划时间往往过长。因而,合理地将这几种技术结合起来使用,及不断引入新的算法技术,能够为未来的 IMRT 计划设计提供准确的参考,也为提升计划设计的质量和效率做出贡献。

扫一扫,测一测

（尹勇　巩贯忠　张伟）

参 考 文 献

［1］ 姜炜,崔世民.临床调强放射治疗学［M］.北京:人民卫生出版社,2011.

［2］ 胡逸民.肿瘤放射物理学［M］.北京:原子能出版社,1999.

［3］ 连利娟,林巧稚.妇科肿瘤学［M］.4版.北京:人民卫生出版社,2006.

［4］ 刘宜敏.放疗物理学［M］.北京:人民卫生出版社,2011.

［5］ 孙建衡,蔡树模,高永良.妇科肿瘤学［M］.北京:北京大学医学出版社,2011.

［6］ 孙建衡.妇科恶性肿瘤放射治疗学［M］.北京:中国协和医科大学出版社,2002.

［7］ 王若峥,尹勇.肿瘤精确放射治疗计划设计学［M］.北京:科学出版社,2014

［8］ 徐慧军,段学章.现代肿瘤放射物理与技术［M］.北京:原子能出版社,2018.

［9］ 徐彧.放射治疗物理学［M］.北京:原子能出版社,2010.

［10］ 殷蔚伯,余子豪.肿瘤放射治疗学［M］.4版.北京:中国协和医科大学出版社,2008.

［11］ ARNO JM,JOHN R. Image-guided radiation therapy:a clinical perspective. People's Medical Publishing House-USA,2011.

［12］ BRADLEY JD,HOPE A,EL NAQA I,et al. A nomogram to predict radiation pneumonitis,derived from a combined analysis of RTOG 9311 and institutional data［J］. Int J Radiat Oncol Biol Phys,2007,69(4):985-992.

［13］ KHAN FM. The Physics of Radiation Therapy［M］. 4th ed. Minnesota:Lippincott Williams&Wilkins,2010.

［14］ MAYLES P,NAHUM A,ROSENWALD JC. Handbook of Radiotherapy Physics:Therapy and Practice［M］. London:Taylor&Francis, 2007.

［15］ TIMMERMAN R,PAULUS R,GALVIN J,et al. Stereotactic body radiation therapy for inoperable early stage lung cancer［J］. JAMA,2010,303:1070-1076.

附录 标准放疗流程

（中国放疗质量控制基本指南 NCC/T-RT 001-2017）

（一）临床诊断阶段

1. 由放疗医师明确所收治患者的临床病理诊断，并通过多种临床检查手段确定临床分期，特殊病例难以获得病理（或细胞学）诊断结果，需提交科室讨论确定，并征得患者书面知情同意。

2. 由放疗医师确定针对收治患者的治疗方式（根治或姑息放疗），并与肿瘤内科医师、肿瘤外科医师及肿瘤影像、病理医师等相关专业人员通过多学科诊疗讨论（MDT）确定总体治疗模式。

3. 由放疗医师、医学物理师和放疗技师确定合适的放疗技术、体位及摆位固定装置；协助模拟机放疗技师完成患者的体位固定和体表轮廓标记、常规模拟机拍片或 CT 模拟扫描。

（二）计划设计阶段

1. 由放疗医师确定临床肿瘤靶区的范围和危及器官勾画、处方剂量和正常组织限制剂量、剂量分割模式。

2. 需有放射肿瘤各级医师参与核查放疗靶区和剂量。

3. 医学物理师设计照射野并制定最佳方案。

4. 放疗医师和医学物理师共同确定治疗计划。

5. 需有各级放疗医师和医学物理师共同参与核查计划质量。

6. 医学物理师对计划进行独立核对。

7. 医学物理师对计划进行剂量验证。

8. 必要时由模室放疗技师制作铅挡块或特定组织填充物。

（三）治疗实施阶段

1. 放疗医师、医学物理师及放疗技师需共同参与患者的首次治疗摆位。应用特殊技术时，放疗医师、医学物理师及放疗技师需共同参与患者的每次治疗摆位。

2. 首次治疗必须进行位置验证。

3. 每周至少一次位置验证以确保治疗精确性，特殊技术如 SBRT 需要每次验证。

4. 放疗医师需要每周核对治疗单并对患者进行临床查体及相关检查，评估疾病变化，记录治疗毒副反应。

5. 治疗完成后放疗医师需评定疗效，指导患者的后续治疗及随访。

中英文名词对照索引